AMAR, RIR E COMER

Dr. John Tickell

AMAR, RIR E COMER

Tradução
Pedro Jorgensen Jr.

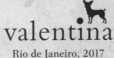

Rio de Janeiro, 2017
1ª edição

Copyright © 2013 *by* Dr. John Tickell and Longevity Plus Pty Ltd.
Publicado mediante contrato com HarperCollins Publishers.

TÍTULO ORIGINAL
Love, Laugh and Eat

CAPA
Rodrigo Rodrigues | Duat Design

FOTO DO AUTOR
Inky Dinky Worldwide

DIAGRAMAÇÃO
Imagem Virtual Editoração

Impresso no Brasil
Printed in Brazil
2017

CIP-BRASIL. CATALOGAÇÃO NA FONTE
SINDICATO NACIONAL DOS EDITORES DE LIVROS, RJ

T436a
Tickell, John
    Amar, rir e comer / John Tickell; tradução Pedro Jorgensen Jr.. - 1. ed. - Rio de Janeiro: Valentina, 2017.
    208 p. ; 23 cm.

    Tradução de: Love, laugh and eat: and other secrets of longevity from the healthiest people on earth
    ISBN 978-85-5889-027-4

    1. Nutrição. 2. Saúde - Aspectos nutricionais. 3. Hábitos alimentares. 4. Qualidade de vida. I. Jorgensen Júnior, Pedro. II. Título.

17-39499
CDD: 613.2
CDU: 613.2

Todos os livros da Editora Valentina estão em conformidade com
o novo Acordo Ortográfico da Língua Portuguesa.

Todos os direitos desta edição reservados à

EDITORA VALENTINA
Rua Santa Clara 50/1107 – Copacabana
Rio de Janeiro – 22041-012
Tel/Fax: (21) 3208-8777
www.editoravalentina.com.br

*Muito obrigado aos meus inspiradores –
o povo mais saudável e longevo do planeta.*

*Muito obrigado a Sue, a melhor esposa, a melhor
mãe e a melhor amiga do mundo.*

Sumário

Introdução   9

PRIMEIRA PARTE   O Programa ACE

1   O *A* do Programa ACE: Atividade Física   23
2   O *C* do Programa ACE: Controle Mental   35
3   O *E* do Programa ACE: Educação Alimentar   57

SEGUNDA PARTE   Aprendendo a Amar, Rir e Comer

4   Como se Manter Fisicamente Ativo   81
5   Como Administrar o Estresse   103
6   Como se Alimentar Corretamente   123

TERCEIRA PARTE   Amar, Rir, Comer... e Muito Mais

7   Os Superalimentos   137
8   Leguminosas   147
9   Oito Petiscos Infalíveis para Amar, Rir e Comer   153
10   Planos Alimentares que Funcionam   157
11   O Detox de Amar, Rir e Comer   163
12   Manual Prático de Amar, Rir e Comer   177
13   Não Viva de Mentira(s). Viva de Verdade!   195

Apêndice   Não Está na Hora de Trocar o Óleo?   203

Agradecimentos   208

Introdução

O mundo está cheio de especialistas, de entendidos e de gente que adora complicar. Vivemos num campo minado de desinformação e confusão a respeito de como lidar com nossas vidas. Uma aura de mistério envolve coisas tão simples como fazer exercícios, comer e pôr o cérebro para funcionar. Eu sou médico, e, se tenho algum talento como profissional, é a capacidade de simplificar coisas complicadas.

Quase todos os meus pacientes podem ser classificados em dois grupos: os das causas únicas e os das causas múltiplas. O primeiro é o grupo dos que aparecem com emergências médicas ou cirúrgicas: infecções bacterianas, lesões por trauma, ossos fraturados – problemas que qualquer "bom médico" pode resolver. O segundo, entretanto, é o dos pacientes que chegam com aflições e enfermidades do modo de vida: estresse, ansiedade, depressão, a maior parte das doenças cardíacas, diabetes tipo 2, câncer e muitas outras. São diversos os fatores que desencadeiam ou precipitam esses males: pesquisadores apontam, na maioria dos casos, para a genética e outras causas naturais. No entanto, os reais culpados talvez sejam a péssima alimentação, o sedentarismo, a poluição ambiental a que estamos sujeitos (radiação, inclusive), além da tensão, da insatisfação e da infelicidade persistentes em nossas vidas.

Isso não deveria ser surpreendente. A vida parece feita de falta de tempo, estresse e tensão. E, como se não bastasse, lidamos o tempo todo com pessoas e entidades que pouco se importam com a saúde da população. Você sabe bem do que estou falando: cadeias de fast-food e fabricantes que nos oferecem, todos os dias, novos biscoitos, tira-gostos e salgadinhos "mais saudáveis". Consultores de saúde mal-informados também fazem parte da lista, assim como muitos outros.

A boa notícia é que eu estou aqui para ensinar você a amar, rir e comer até os 100 anos de idade.

Posso imaginá-lo pensando: "Ah, doutor, isso é impossível." Pois eu quero que saiba que é possível. Em meus 25 anos de pesquisa, vi muitas pessoas na casa dos 60, 70, 80 e 90 anos mais jovens de corpo e alma, esbeltas, felizes e saudáveis do que outras que ainda nem haviam chegado aos 50. Acredite, é possível. Sou um devorador de textos e dados científicos, e já viajei a mais de 100 países com meus dois filhos médicos, observando e aprendendo com pessoas reais para lhe oferecer a melhor informação disponível. Essas viagens me levaram ao arquipélago de Okinawa, no sul do Japão, onde tive a felicidade de conhecer o modo de vida do povo mais saudável e longevo do planeta.

Todos nós temos heróis – os meus são os okinawenses, a comunidade com maior proporção de gente centenária em todo o mundo. Em Okinawa, cânceres, derrames e doenças cardíacas não fazem parte da rotina; seus habitantes vivem com mais saúde e por mais tempo do que todos os outros que conhecemos. Apenas 6 em cada 100 mil mulheres, por exemplo, morrem de câncer de mama. Nos Estados Unidos, a *incidência* de câncer de mama é de 1 mulher em cada 10! Os okinawenses são as pessoas mais longevas, saudáveis e felizes do planeta. Sorte? Eu não chamo de sorte. Chamo de bom senso.

Ao longo de 25 anos – de meados da década de 1970 a 2001 –, uma fantástica equipe de pesquisadores selecionados e financiados pela Fundação Japonesa de Longevidade e Saúde, com o apoio da Clínica Mayo, das Universidades de Harvard e Toronto, do Conselho de Pesquisas Médicas do Canadá e do Hospital Universitário Ryukyu, do Japão, se dedicou a estudar a origem da saúde privilegiada dos okinawenses. Foram examinados 600 centenários e um considerável número de compatriotas mais jovens, na faixa dos 80 e 90 anos. É isso mesmo: *jovens* de 80 e 90 anos. Imagine!

A pesquisa, conhecida como o Estudo dos Okinawenses Centenários, descobriu que os idosos de Okinawa têm artérias mais limpas, menos tumores hormônio-dependentes e ossos mais fortes do que a maioria dos idosos norte-americanos de idade menos avançada. E os cérebros também se mantêm jovens por mais tempo. Nos Estados Unidos, a demência geralmente começa na meia-idade – mais cedo do que em Okinawa – e avança de modo mais acelerado. O gráfico abaixo compara a incidência de demência entre os idosos de Okinawa e dos Estados Unidos. Observe as notáveis diferenças nas faixas etárias mais avançadas. A conclusão é incrível: os okinawenses envelhecem bem mais devagar.

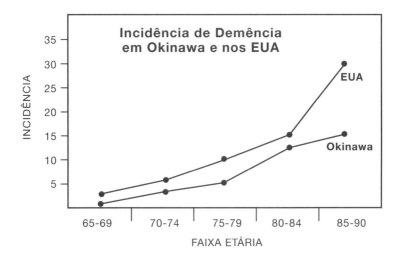

Fonte: Bradley Wilcox, M.D., Craig Wilcox, Ph.D., e Makoto Suzuki, M.D., *The Okinawa Way: How to Improve Your Health and Longevity Dramatically.* Nova York: Penguin, 2001.

O Estudo dos Okinawenses Centenários derrubou também a antiga crença, ainda amplamente difundida, de que a longevidade é um traço hereditário. A genética responde por cerca de 30% da nossa saúde e expectativa de vida; os 70% restantes resultam de fatores relacionados ao estilo de vida, como atividade física, hábitos alimentares e sociabilidade. São eles que explicam por que os okinawenses desfrutam de vidas mais longas e felizes. Eles não se metem a fazer dietas ricas em carboidratos e proteínas, e nunca ouviram falar de nenhuma "dieta" revolucionária. Não contabilizam calorias e quantidade de gordura nem pedem comida em domicílio. Não tomam "pílulas mágicas" nem substituem refeições de verdade por "misturas milagrosas". Os okinawenses não são apenas geneticamente mais bem-constituídos; os okinawenses *vivem* melhor.

Não estou aqui para sugerir que você passe a viver como um okinawense. Nossos estilos de vida são muito diferentes. O que proponho é que você entre em contato com essas ideias e crie para si mesmo uma Nova Normalidade. É hora de repensar o sentido da expressão "expectativa de vida" e substituí-la por "expectativa de vida saudável". Não se trata de quanto tempo você acha que vai *viver*, mas de quanto tempo você quer permanecer *saudável*. É assim que se faz em Okinawa.

Este livro foi concebido para ajudá-lo a seguir esse caminho. Ele sintetiza as pesquisas disponíveis e os princípios de vida desse povo maravilhoso sob a forma de um programa prático e factível no dia a dia, um programa que poderá mudar a sua vida.

Você só precisa das ferramentas e técnicas apropriadas. A parte mais difícil eu já fiz: criei o Protocolo ACE (Atividade Física, Controle Mental e Educação Alimentar). O segredo deste método é a combinação equilibrada de seus três componentes. Observar apenas um ou dois deles não funciona. O sucesso depende dos três combinados; depende de envolver o corpo, a mente e a boca. Eles estão intimamente associados. No decorrer da leitura, você aprenderá a incorporar cada um deles ao seu cotidiano e ao seu estilo de vida.

INTRODUÇÃO

Considere a figura abaixo. Ela divide o corpo em três partes. Esqueça tudo que você aprendeu sobre anatomia e biologia na escola: braços, pernas, cabeça, boca, nariz, ouvidos, vasos sanguíneos, órgãos... O corpo humano possui *três* partes. A maior delas, a parte *A*, relacionada à Atividade Física, é tudo que está abaixo do pescoço e serve para você se movimentar. A parte *C*, relacionada ao Controle Mental, vai do nariz até o alto da cabeça e deve ser usada para pensar. A parte *E*, relacionada à Educação Alimentar, fica entre as duas primeiras e serve para você falar e comer. Não esqueça: as três partes são igualmente importantes.

A diferença entre o meu programa e os métodos que existem por aí é muito simples: o Programa ACE funciona. Recentemente, li uma reportagem que dizia que 95% dos métodos de controle do peso não dão certo. Por que não? Porque a maioria deles trabalha com um único aspecto: exercícios, apenas (em geral, excessivos); controle mental, apenas (que costuma aumentar o estresse, em vez de diminuí-lo);

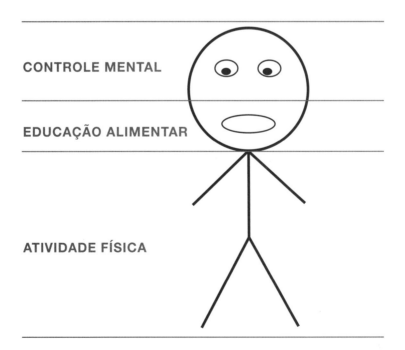

alimentação, apenas (variando entre a quase inanição e as mais recentes pílulas milagrosas) – mas nunca com os três ao mesmo tempo, como faz o ACE. Todos precisamos de um guia, alguém que nos mostre o caminho, que nos incentive a vencer, que nos ajude a buscar a vitória até o último minuto do segundo tempo – o que, nesse caso, significa ficarmos mais jovens, esbeltos e cheios de energia. Dietas de emagrecimento e programas similares só nos levam, quando muito, ao fim do primeiro tempo. Meu programa ajuda você a jogar os 90 minutos. O Programa ACE tem percentual de sucesso, não de fracasso! Por falar nisso, as duas *piores* palavras que a maioria dos programas de fracasso utiliza são *dieta* e *exercício*. O Programa ACE *não* é uma dieta – é um *modo de vida* maravilhoso e empolgante que contém atividade física de qualidade, alimentação saudável e estímulo suficiente para que seu cérebro lhe propicie a vida que todo mundo gostaria de viver.

Centenas de milhares de pessoas já tiraram proveito das minhas técnicas. Não apenas perderam toneladas de gordura, como hoje desfrutam do melhor de suas vidas, o que é mais importante. Veja o caso de Debby: pesava mais de 130kg, queixava-se de falta de energia e não se sentia bem consigo mesma – até o dia em que decidiu participar do Programa Amar, Rir e Comer. Ele mudou a vida dela. Meu programa ajudou-a a perder peso, ganhar condicionamento físico e recuperar a confiança. Hoje, 60kg mais magra, Debby ainda faz parte do ACE – lembre-se: estamos falando da mudança do *estilo de vida*. Os elogios que ela recebe da família e dos amigos fazem-na sentir-se bem e lhe dão motivação para vencer.

Não é difícil colocar o Programa ACE em prática. Debby se acostumou a fazer atividade física – o *A* do ACE – todos os dias; aprendeu a controlar a mente – o *C* do ACE – para pensar em coisas boas, em vez de ruins; e educou o estômago e o paladar – o *E* do ACE – para passar a apreciar comida saudável. O que aconteceu com Debby poderá não acontecer com você, mas eu insisto: dê uma oportunidade ao Programa ACE. Eu tenho quase 70 anos, e a minha paixão é celebrar a vida e a

INTRODUÇÃO

maturidade, em vez de temer o envelhecimento e me preocupar com o passar do tempo. Isto lhe soa bem? Sim? Foi o que pensei.

Alimentação na Ásia e nos Estados Unidos		
Ingestão	Estudo asiático	Estados Unidos
Gordura Total (% de calorias)	14%	36-38%
Fibras (gramas diários)	33	12
Proteína Total (gramas diários)	64	91
Proteína Animal (% do total de calorias)	0,8%*	11%

*Neste estudo, a proteína asiática não é de origem marinha. Mas a questão principal é que os americanos consomem cerca de 15 vezes mais carne e laticínios do que os asiáticos, o que tem correlação com a *assustadora* incidência de doenças arteriais, infartos do miocárdio e derrames cerebrais, além de câncer de cólon, de mama e de próstata.

Fonte: T. Colin Campbell e Thomas M. Campbell II, *The China Study: The Most Comprehensive Study of Nutrition Ever Conducted and the Startling Implications for Diet, Weight Loss, and Long-Term Health*. Dallas, Texas: BenBella Books, 2004.

Em 40 anos de prática médica, eu já ouvi todo tipo de desculpas: "Perdão, doutor, mas isso não é para mim"; "Estou gorda demais para começar"; "Já tentei um monte de coisas e nada dá certo"; "Não tenho tempo nem dinheiro para isso." Em suma, já ouvi *de tudo*. Um paciente soltou a seguinte pérola: "Eu não vivo em Okinawa", como se fosse difícil ou tarde demais para mudar. Se você está lendo isto agora, acredite: *não é* tarde demais para mudar. Tarde demais será quando você estiver duro no caixão! E, como eu quero que isso demore o máximo possível, chega de desculpas! Você quer ou não quer perder seus quilinhos extras? Quer ou não quer levantar da cama toda manhã com a mesma energia de seus 20-30 anos? Quer ou não quer passar o dia com menos dor (ou sem dor alguma) e dormir bem à noite sem precisar de comprimidos? E que tal dar um gás na sua vida amorosa?

Todas essas mudanças são possíveis se você utilizar as ferramentas e técnicas ACE. Você pode. O único segredo é a adequada combinação dos três componentes: Atividade Física, Controle Mental e Educação Alimentar.

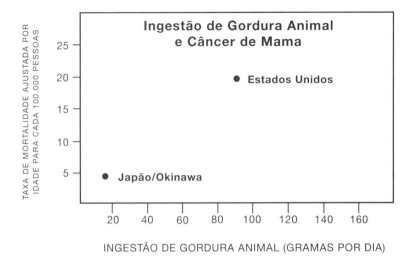

Fonte: T. Colin Campbell e Thomas M. Campbell II, *The China Study: The Most Comprehensive Study of Nutrition Ever Conducted and the Startling Implications for Diet, Weight Loss, and Long-Term Health*. Dallas, Texas: BenBella Books, 2004.

Se ainda não está convencido, que tal reduzir o risco de câncer de próstata, de câncer de mama, de diabetes e de infarto do miocárdio? Veja as estatísticas (Estados Unidos). Nas últimas 24 horas, pelos menos 100 pessoas morreram de câncer de mama. Amanhã, quase 100 homens morrerão de câncer de próstata e outras 150 pessoas de câncer de cólon (ou intestino). Na próxima hora, 100 terão um infarto. Na próxima *hora*. Levante a mão se você quer reduzir o risco de ter essas doenças. Sim! Agora levante a mão se quer ser um dos que terão um infarto na próxima hora. Não, claro que não! Ninguém quer ter um infarto, mas não falta quem queira se encher de comida ruim, todos os dias, e continuar sedentário e de mal com a vida – algo que aumenta drasticamente a probabilidade de um ataque cardíaco.

Não estamos aqui falando de neurocirurgia nem de física quântica, mas de mudanças absolutamente acessíveis, informações e meios práticos que podem se tornar parte da sua vida cotidiana. Lembro-me de um entrevistador que perguntou a George Burns, no dia do seu centésimo aniversário: "O que seu médico diz sobre os charutos que o senhor fuma de vez em quando?" Ele respondeu: "Meu médico está morto."

INTRODUÇÃO

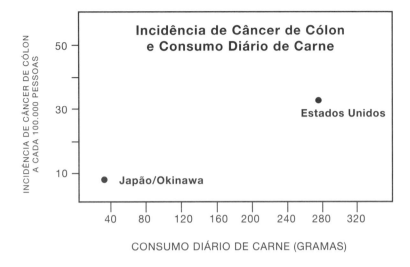

Fonte: T. Colin Campbell e Thomas M. Campbell II, *The China Study: The Most Comprehensive Study of Nutrition Ever Conducted and the Startling Implications for Diet, Weight Loss, and Long-Term Health*. Dallas, Texas: BenBella Books, 2004.

Obviamente, não estou sugerindo que fumar faz bem. Estou chamando a sua atenção para o fato de que Amar, Rir e Comer não é, em absoluto, fanatismo nem um programa radical. É um método adepto da mesma moderação que faz parte da cultura de Okinawa – moderação em tudo, salvo bom humor, sexo, legumes, verduras e peixes, não necessariamente nessa ordem. E nunca todos juntos – isso causa uma confusão danada. Garanto que o Programa ACE pode ser tão bom para você quanto tem sido para milhares de pessoas que, graças a ele, hoje têm um novo corpo e uma nova vida.

Vida. Que palavra incrível! Em inglês, *life*. L-I-F-E. Mas você sabe o que acontece quando se tira o F de *life*? Fica *lie* – mentira! Pois bem, milhões de pessoas vivem uma mentira porque perderam *F*s fundamentais em suas vidas, como Felicidade, Família, Fé e Fazer amigos/amizades. Vamos recuperar todos eles e acrescentar à nossa sopa de letrinhas, como fazem os okinawenses, os *F*s de Frutas, Fibras, Frutos do mar e Fitness (Boa Forma), e o insubstituível V, dos Vegetais em geral. Vamos viver!; e não somente sobreviver.

Quer saber por que eu sou assim tão apaixonado pela cultura okinawense?

1. Porque ela *não* ensina um regime alimentar, mas um estilo de vida;
2. Porque ela ajudou a salvar a *minha* própria vida.

Há alguns anos, tive um diagnóstico de câncer no cérebro inoperável. Eram cinco tumores, todos malignos, um deles do tamanho de uma bola de golfe – algo realmente impressionante. A neurocirurgia foi descartada porque todos os tumores se localizavam perigosamente perto de núcleos de funções cerebrais fundamentais. Então, durante vários meses, eu me submeti a um regime intensivo de tripla quimioterapia. Quando os médicos disseram à minha esposa que meu cabelo iria cair, ela respondeu: "Arame farpado é indestrutível."

Os exames mostraram que, fora o câncer, meu estado de saúde era bom – muito melhor do que a média das pessoas da minha idade. Eu parecia saudável o suficiente para suportar a quimioterapia intensiva – um raciocínio que se revelou correto. Se eu fosse gordo ou diabético, disseram os médicos, o tratamento teria me matado. A combinação de condicionamento físico, boa alimentação e força mental que me fora dada pelo Programa ACE era, agora, a minha melhor arma para lutar contra o poderoso oponente.

Meses depois, aqueles tumores asquerosos já não existiam.

Portanto, no que tange à vida amorosa, à perda de peso e ao ganho de energia, a escolha é sua. Você pode seguir o caminho padrão, com sua taxa de 95% de insucesso, ou seguir o farol okinawense, com 95% de probabilidade de êxito. O caminho padrão representa mais de 100 infartos do miocárdio por hora, 30 mil mortes por câncer de mama por ano, 5 mil novos casos de diabetes tipo 2 por dia, além de incontáveis diagnósticos de ansiedade e depressão.

INTRODUÇÃO

Se você concorda que Amar, Rir e Comer até os 100, com mais chance de não adoecer no caminho, é um objetivo razoável, precisamos determinar as suas principais motivações. O que você deseja e com quanta intensidade?

Você deseja:

- ★ Melhorar a aparência?
- ★ Sentir-se melhor?
- ★ Dormir melhor?
- ★ Amar melhor?

Você deseja:

- ★ Parecer 10 anos mais jovem e assim se sentir?

Se respondeu sim a qualquer uma dessas perguntas, já está pronto para começar.

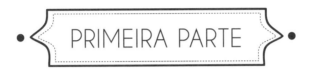

O Programa ACE

Capítulo 1

O *A* do Programa ACE: Atividade Física

Nós caminhamos pouco. Fazemos pouco esforço. Quase não nos movimentamos.

O corpo humano tem cerca de 600 músculos, 180 articulações e mais de 200 ossos, mas pouco utilizamos a maioria deles. E o que acontece com um componente mecânico depois de um longo tempo sem uso? O que acontece com um automóvel se o motor não é ligado com frequência? Ele começa a enferrujar, a perder desempenho, a envelhecer rapidamente, mesmo sem *desgaste*. Com o nosso corpo – a máquina mais espetacular e eficiente já inventada – não é diferente. Se não é movimentado, enferruja. Envelhece mais depressa.

Pessoas enferrujadas acabam em casas de repouso, dormindo em colchões moles e assistindo TV em cadeiras que entortam a coluna. Cochilam de dia e não pregam olho de noite. Se entopem de remédios para dormir e para acordar. É isto que chamamos "viver"?

Não existem casas de repouso no arquipélago de Okinawa!

A inatividade é sorrateira: o sistema vai se desligando aos poucos, até parar de funcionar. Para evitar que nosso corpo seja desligado, precisamos permanecer ativos. Temos de acionar o motor regularmente, engatar a marcha e pôr as rodas para girar.

Olhe-se no espelho à noite e pergunte: Ainda sou um bom exemplar da máquina mais incrível já inventada? Suspeito que a resposta seja "não". Na dúvida, peça uma opinião.

Ao ouvir a palavra "exercício", a maioria das pessoas diz: "Ai, não, é muito sacrifício." É por isso que o primeiro componente do Programa ACE se chama Atividade Física. E não estou falando – preste bastante atenção – de longas sessões de malhação. Eu quero, por exemplo, que você suba até 200 degraus por dia. Você dirá: "Duzentos? Mas é muita escada!" E eu responderei: "Suba 5 degraus hoje, 10 amanhã, 20 na semana que vem e, em um mês, você estará subindo os 200 degraus." *Atividade*. Sem fanatismo. Apenas atividade regular, em ritmo moderado. "Mas eu tenho artrite", você dirá. Ora, você hoje consegue subir 2 degraus? Então suba 3 amanhã usando o corrimão. "Vou sentir dor", você replicará. Então pratique um pouco de hidroginástica na piscina mais próxima. "Mas é muito longe!"

É mesmo?

Então, sinto lhe dizer, sua vida vai acabar bem antes do que você imagina!

Kenneth H. Cooper, médico e ex-coronel da Força Aérea dos Estados Unidos, apresentou os exercícios aeróbicos ao público norte-americano em sua revolucionária obra *Capacidade aeróbica*, de 1968, em que ressalta a importância da melhora da saúde cardiovascular por meio da atividade rotineira. Alguns anos depois, ele fundou o Instituto Cooper, uma instituição sem fins lucrativos dedicada à pesquisa do condicionamento físico e ao treinamento profissional. Tive a honra e o privilégio de conhecê-lo na sede em Dallas, quando da publicação de um importante estudo sobre os reais benefícios da prática de exercícios moderados ao longo de um período de tempo – dentre eles, a queda da pressão arterial, a redução do colesterol e, o mais importante, a desaceleração do processo de envelhecimento. Sacou? Basta manter-se ativo para retardar o envelhecimento. É incrível – e tão simples!

Vou te contar um segredo. Você só precisa se exercitar durante 1% da sua vida. A parte do Programa ACE dedicada à atividade física não demanda mais do que 1% do seu tempo. "O quê? *Não pode ser*", você há de pensar. Pode, raciocine comigo. A semana tem 168 horas. Quanto é 1% de 168? É 1,68 hora, ou seja, 100 minutos. Você só precisa de 100 minutos por semana; digamos, quatro sessões de 25 minutos. Você não tem tempo para quatro sessões semanais de 25 minutos de exercícios? Fala sério!

Vamos por um outro caminho. Quantas horas você dorme por noite? A maioria das pessoas dorme, em média, 7 horas a cada 24, o que significa que o indivíduo médio passa 17 horas diárias desperto – 34 *meias horas*. Em uma semana, o indivíduo médio passa desperto 238 meias horas. Você não pode tirar 4, 5 ou 6 dessas 238 meias horas semanais para se mover? Vou repetir: Fala sério! Você tem algum respeito por si próprio? Por seu parceiro ou parceira? Por seus filhos?

Você faz ideia de qual é a idade do nosso potencial físico máximo? O Dr. Cooper diz que ela vai dos 30 aos 35. Mas os americanos atingem o ápice na adolescência e já começam a declinar. Triste, não? A partir dos 25, 30 anos, o músculo que não é exercitado a cada 48 horas começa a desaparecer. E, o que é pior, a maioria das pessoas troca, *por década*, de 3 a 5kg de músculos por 3 a 5kg de gordura. Da mesma forma, se depois dos 30 você não levanta a sua carcaça todos os dias e a leva para caminhar, o cálcio dos seus ossos começa se esvair. E, quando ele se esgota, a osteoporose se instala e os ossos – dos punhos, quadris, coluna vertebral – ficam mais propensos a fraturas! Uma catástrofe, e a culpa é quase sempre da vítima.

O que eu quero que você faça todos os dias é: ative os seus 600 músculos, respire e relaxe. Movimente o esqueleto. Leve-o para passear. Isso estimula a retenção do cálcio e a regeneração óssea.

Fique esperto: coloque o coração e os pulmões para trabalhar, exercitando os músculos e as articulações, e mandando mais oxigênio para o cérebro. Para isso, é claro que você vai ficar um pouquinho ofegante. E, para ofegar um pouquinho, nada melhor e mais simples do que uma caminhada. Caminhar é um excelente exercício, um sério candidato à Medalha de Ouro da Atividade Física.

Quando chegar ao estágio de ter vontade de correr, experimente. Comece devagar, erguendo pouco os pés – não levante os joelhos – e inclinando-se levemente para a frente. Com essa técnica você absorve o peso e a vibração nos músculos do abdome, não das costas. Caminhe 100 metros, dê uma corridinha de 5 a 10 metros, depois volte a caminhar outros 100. Proteja as costas. Até mesmo a caminhada normal pode sobrecarregá-las se você ficar ereto demais. A combinação de caminhada e corridinhas é uma boa solução, se for confortável para as costas. E lembre-se: o que importa não é a distância percorrida, mas o tempo de exercício.

[A Saúde das Costas]

Faz muito tempo que nós, humanos, adotamos a postura ereta. Na verdade, não fomos feitos para isso – vivíamos pendurados nas árvores –, mas o fato é que nos *erguemos* sobre nossas pernas e pusemos pressão sobre a lombar. Por isso, certas atividades, especialmente correr, às vezes lesionam as costas.

Se o seu corpo suporta correr, ótimo, mas, para a maioria dos iniciantes em atividade física, correr não é uma boa ideia: nossas costas são vulneráveis até mesmo à caminhada. Por isso, trate de comprar um tênis com amortecedor no calcanhar. Talvez seja mais caro, mas vai durar mais tempo. Um bom calçado fará você se inclinar levemente para a frente, o que significa que já estará quase caminhando. É um ótimo investimento.

Outra dica: ficar muito tempo em pé não faz bem às costas. Se *tiver* de fazê-lo, apoie um dos pés num degrau ou numa banqueta para aliviar a curvatura da lombar. E troque de pé com frequência. Ou, então, encoste-se numa parede com os pés um pouco à frente, afastados uns 60 centímetros, e pressione a coluna durante alguns segundos. Se lhe agradar, mexa as costas contra a parede, devagar, de um lado para o outro. Dá uma ótima sensação de alívio.

Outro bom exercício é subir escadas. Dá para queimar o equivalente a 500-600 calorias/hora. É menos do que correr, mas é mais do que caminhar ou marchar. Não é preciso subir muitos degraus – 100, 200 está ótimo, dependendo do seu ritmo. Mas o objetivo do exercício não é a quantidade de degraus nem a velocidade da subida, e sim tonificar e fortalecer os quadríceps, os maiores músculos do nosso corpo. Os quadríceps ajudam o equilíbrio, coisa da maior importância no processo de envelhecimento.

Subir escadas é um excelente exercício que previne fraturas e outras lesões importantes da coluna. Mas não se esqueça de usar o corrimão! E *não* suba 200 degraus no primeiro dia. Comece com 6 ou 7 e acrescente 2 a cada dia até chegar aos 200. O que você acha? Fácil, não?

DICA DO DR. TICKELL

Suba 200 degraus diariamente. "É muita escada", você deve estar pensando. Não, não é. São 10 vezes 20 degraus ou 20 vezes 10 degraus distribuídos ao longo do dia. Comece com 3 ou 4 degraus e vá acrescentando 1 degrau até atingir 50 a cada meio dia. Se demandar esforço, não se preocupe. Ofegar um pouco não faz mal. Mas, se sentir dor no peito ou no pescoço, *pare imediatamente*!

Exercícios aeróbicos na academia podem ser um problema, sobretudo se você não estiver acostumado a atividade muito intensa. Comece devagar, e só depois de algumas sessões avance para 20-30 minutos de exercícios de intensidade baixa/moderada. Pessoas que malham uma hora inteira massacrando as costas e as pernas costumam sofrer várias lesões.

Se você não curte caminhar, correr ou subir escadas, pedalar e nadar são excelentes alternativas. Essas atividades aliviam o peso sobre as articulações, mantêm o ritmo cardíaco e tonificam os músculos.

Nadar tem uma pequena desvantagem. Quanto melhor você nada, menos calorias queima. Ou seja, para queimar a mesma quantidade de calorias, é preciso nadar cada vez mais e mais depressa. É fácil provar. Observe os nadadores. Repare bem como os de maior porte físico deslizam na água, uma volta atrás da outra. Eles não queimam

[Frequência Cardíaca]

Falemos um pouco sobre a pulsação. Você sabe o que é frequência cardíaca? É o número de batimentos do coração a cada minuto. Para contá-los, coloque dois dedos sobre o pulso, na lateral do pescoço ou na têmpora. Conte as batidas por 10 segundos. Multiplique o número obtido por seis. Esta é a sua frequência cardíaca.

Qual a razão dessa curiosa matemática? Por que não contar simplesmente as batidas do coração durante um minuto? Porque, se você interromper um exercício para tomar o pulso durante um minuto inteiro, obterá uma leitura enganosamente baixa. É muito mais exato contar as batidas por um período mais curto e fazer a multiplicação sugerida.

Sua frequência cardíaca *máxima* é a velocidade máxima com que seu coração pode bater. Quem joga squash pra valer, suando em bicas, sabe que sua frequência cardíaca máxima é mais ou menos igual a 220 menos a própria idade. A frequência cardíaca de uma pessoa de 40 anos em situação de máximo esforço é, muito provavelmente, 180. Frequência cardíaca zero significa que o sujeito está morto.

Em *repouso*, sua frequência cardíaca é consideravelmente mais baixa. A melhor hora para tomar o pulso é pouco antes do café da manhã. Não faça isso logo que sai da cama, porque a frequência aumenta quando você começa a se movimentar. Sente-se à mesa do café, tome o pulso por 10 segundos e multiplique por seis. A frequência muitas calorias, apesar dos movimentos potentes. Quanto mais massa, mais movimento. É por isso que os barcos flutuam. É o princípio de Arquimedes!

Do ponto de vista da atividade física, se você for um "mau" nadador queimará mais calorias.

---

cardíaca em repouso de uma pessoa em boas condições físicas costuma ficar entre 55 e 75 batidas por minuto. E, nesse caso, 60 é melhor do que 70; quanto mais baixa a frequência, mais em forma está o seu coração.

Mulheres têm frequência cardíaca mais alta do que homens porque 1): o coração é menor e 2): apresentam mais gordura corporal. A diferença entre os dois sexos pode ser de 10 batimentos por minuto.

Um pequeno subgrupo de atletas de elite exibe frequência cardíaca em repouso de 27 a 33 – excessivamente baixa na minha opinião. Um indivíduo com essa frequência deve fazer um grande esforço para ficar um pouco ofegante. Já um preguiçoso, um viciado em café ou um fumante inveterado muito provavelmente terá frequência em repouso de 80 ou 90, quase duas vezes a de um atleta, o que constitui outro problema – ou, melhor, 100 mil a 10 milhões de problemas, para ser exato. Uma frequência em repouso 10 batimentos mais alta do que a de um coração saudável significa que o coração se contrai 100 mil vezes a mais em uma semana! Ele acaba se cansando. São 5 milhões de batimentos a mais por ano, ou duas vezes esse número (10 milhões) se a frequência em repouso for 20 batimentos mais alta – diferença que sobrecarrega o corpo e drena a energia.

Exercícios intensos *podem* fazer o coração *parar* se ele não estiver acostumado a tanta demanda. Portanto, não vá jogar uma partida de squash pra valer se não estiver acostumado com esse esporte desde jovem.

Antes, porém, de iniciar qualquer novo programa de exercícios, você deve buscar uma avaliação de sua condição física atual. Para melhorar o desempenho do seu motor, você precisa dos dados iniciais. Precisa saber de onde está partindo para avaliar seu progresso e suas metas. Isto vale para qualquer aspecto da vida – um sistema comercial, um sistema administrativo, um sistema de computador e um sistema cardiovascular necessitado de aprimoramento.

Uma das melhores maneiras de avaliar a sua condição física é subir numa esteira mecânica equipada com eletrocardiógrafo e monitores de frequência cardíaca e consumo de oxigênio. Essa avaliação rotineira, conhecida como teste ergométrico, fornece uma boa base de dados sobre os batimentos e o estado geral do seu coração.

Se você estiver fora de forma, não demorará a realizar o teste devido ao aumento rápido da frequência cardíaca. Quatro minutos caminhando serão suficientes para atingir a frequência máxima. Preguiçosos com frequência de 80-90 batimentos por minuto em repouso só precisam se levantar da cadeira para começar a ofegar; um coração assim leva um susto tão grande no teste ergométrico que vai direto a 130. Um fanático por malhação, ou um maratonista, precisa correr 10, 12, até 14 minutos na esteira inclinada para que seu coração atinja a frequência máxima.

Apliquei, certa vez, o teste ergométrico num especialista em computadores. O homem tinha 47 anos, era obeso, vivia estressado e fumava dois maços (40 cigarros) por dia. Ele veio ao meu consultório a caminho do almoço, enviado pela empresa por conta de um programa de avaliação da saúde dos funcionários. Com um tênis de corrida reluzente, novinho em folha, que havia comprado para fazer o teste, ele subiu na esteira e eu o conectei aos monitores. Parado, sem se mover, o sujeito apresentou uma frequência cardíaca de 98! Inacreditável: seu coração batia 98 vezes por minuto só para mantê-lo vivo!

Fiquei apreensivo. Sabendo que a duração mínima do teste ergométrico era de cerca de 4 minutos, decidi ser cauteloso: coloquei-o para caminhar bem devagar na esteira, sem inclinação. Em 70 segundos, sua frequência cardíaca foi a quase 200! Interrompi o teste.

Ele perguntou por que eu havia desligado a máquina.

"Porque você poderia morrer", respondi.

"Sábia decisão", ele retorquiu.

O sujeito não fazia a menor ideia do risco que corria. Seu sistema era tão ineficiente que, diante de qualquer pressão física ou mental... *Vrum!*, a frequência cardíaca entrava em ritmo de alto risco.

O teste ergométrico e os exames adicionais suscitaram várias perguntas. Por que esse sujeito se sentia cansado todos os dias antes do almoço? Por que almoçava fora 5 dias na semana? Por que tomava rotineiramente uma garrafa de vinho para dar uma acelerada, ganhar um pouco de energia inútil – a energia que espremia das uvas para a hora seguinte – e acabar entregue a um leve torpor? Ou seja, nosso amigo era absolutamente ineficaz. Sua frequência cardíaca indicava um

---

[Morte Súbita]

Você sabia que o primeiro sintoma ou sinal de alerta para cerca de 30% dos portadores de doença cardíaca é a morte súbita? E que a morte súbita é difícil de deter? Dois terços recebem aviso – o terço restante não: tem um piripaque e já vai esticando as canelas.

Nos Estados Unidos, mais de 4 mil pessoas sofrem ataques cardíacos diariamente. Um terço delas bate as botas. Um colega aplicou, certa vez, um teste estático de saúde – isto é, em repouso, não na esteira – em um grupo de executivos. Escuta essa: entrou um executivo e o médico auscultou-lhe o peito. Normal. Tirou a pressão arterial. Normal. Verificou o colesterol. Normal também. Pediu-lhe que se deitasse e fez um eletrocardiograma. Normal. O executivo era "saudável" até onde concluíam os exames. Feliz da vida, o executivo se levantou, se vestiu e, no caminho da porta de saída, caiu duro!

Ao ouvir do colega essa história, eu perguntei: "E o que você fez?"

"Nós o viramos para dar a impressão de que estava chegando."

coração perigosamente ineficiente. Um coração ineficiente e acelerado não tem tempo de se encher de sangue entre dois batimentos; portanto, bombeia menos sangue, não mais. Repetindo: menos sangue, não mais. O indivíduo fica tonto. Pode até desmaiar. E o coração pode parar.

Curiosamente, o eletrocardiograma do nosso amigo estava perfeitamente normal antes do teste. Mas, com 60 segundos, ele exibiu uma anormalidade – o que chamamos de taquicardia com depressão do segmento ST. *Eu* sabia que ele tinha uma doença cardíaca, *ele* não, porque nunca sentira qualquer sintoma. Ele podia ter um infarto ao sair do consultório, trocar o pneu do carro ou correr para pegar o ônibus. O homem nem sonhava que seu coração estava tão mal. Mas o pior é que ele não estava nem aí.

A propósito, mandei meu paciente imediatamente ao cardiologista, que lhe pediu uma angiografia.

A angiografia requer uma injeção de contraste na veia (corrente sanguínea). Quando o coração se enche de contraste, um scanner capta imagens das coronárias – as artérias que ficam dentro e ao redor do coração. Você já ouviu falar em "trombose coronariana"? Isto quer dizer que ele sofreu um infarto do miocárdio, um ataque cardíaco. A espessura das três grandes artérias que abastecem o coração de sangue e vida – as coronárias – mede um quinto da artéria do dedo mínimo. Ou seja, não são muito grossas. A trombose coronariana é a obstrução, o bloqueio de uma ou mais dessas artérias.

> Acredite, a maioria dos homens com mais de 15 anos tem algum grau de obstrução arterial.

E como se dá essa obstrução? Entre os ocidentais, pelo depósito gradual de gordura nas artérias – desde a adolescência, ou até antes, em alguns casos, dependendo do estilo de vida. Acredite, a maioria dos homens com mais de 15 anos tem algum grau de obstrução arterial. Uma obstrução de menos de 50% formada ao longo da vida pode não ter tanta importância, mas quem ultrapassa isso está abusando da sorte. E se o depósito de gordura chega a representar algo entre 70% a 90% de obstrução e a pessoa não sabe disso, um mínimo coágulo é suficiente para entupir uma coronária e paralisar todo o sistema. Nas pessoas que já têm um grande acúmulo de depósitos – colesterol, calcificação – nas paredes das artérias, um coagulozinho a mais pode ser a gota-d'água – resultado bastante provável se as outras duas artérias coronárias não estão em boa forma.

Durante muito tempo se acreditou que as doenças coronarianas apareciam apenas depois dos 35-40 anos. Mas as autópsias dos soldados americanos mortos na Guerra do Vietnã mostraram sinais inequívocos de que poderiam surgir aos 20 e, em alguns casos, ainda antes.

"Mas, doutor, o senhor está falando do meu marido, não de mim." Absolutamente. Estou falando da senhora também! Eu não estaria cumprindo a minha obrigação de médico se não deixasse claro (como faz a American Heart Association) que a incidência de infarto do miocárdio entre mulheres pós-menopausa é similar à dos homens.

E o que se pode fazer para evitar a obstrução das coronárias? Se as condições são favoráveis, pode-se implantar uma ponte de safena – cirurgia em que se usa um vaso sanguíneo tirado de outro lugar do corpo para contornar a coronária bloqueada. Existem também outras soluções, como colocar dentro da artéria bloqueada uma pequena prótese em formato de tubo, chamada *stent*, para mantê-la aberta, ou liberar a artéria com o uso de raios laser.

A angiografia do nosso amigo mostrou que sua coronária direita estava 100% bloqueada, a artéria cerebral média, 90% e a coronária esquerda, 60%. Ele vivia com apenas 40% de uma artéria, um filete de outra e a terceira praticamente inutilizada. Como as obstruções eram localizadas, ele se tornara um bom candidato à colocação de uma ponte de safena. (Quando as coronárias estão totalmente obstruídas, não se pode contorná-las por meio de pontes.) Ele fez a cirurgia, começou a se alimentar decentemente, largou a bebida, adotou um cachorro, passou a caminhar diariamente pelo bairro, perdeu muitos quilos, mudou de emprego, reapresentou-se à família e reaprendeu os nomes dos filhos. Hoje ele está, literalmente, vivendo uma nova vida.

E, se ele conseguiu, você também pode – de preferência *antes* de colocar uma ponte de safena ou ter um infarto. O componente Atividade Física do Programa ACE não é difícil. Difícil é escalar o Everest; movimentar-se regularmente é fácil. Exercite-se com regularidade, e verá como é bom. Você começará a se sentir melhor, qualquer que seja a sua idade e a sua condição física.

Pare de se preocupar com esse negócio de idade, porque a idade cronológica pouco significa. A verdadeira é a fisiológica. O corpo humano é incrível: pessoas de 70 anos podem executar as mesmas coisas que as de 40 se as fizerem com a devida frequência. É o chamado "efeito treinamento". Já vi casos espetaculares de gente que reverteu o relógio do envelhecimento *após* um infarto do miocárdio pelo simples fato de passar a ter um bom motivo para fazê-lo. Por causa dos exercícios, da boa alimentação e do bom uso da força mental, o relógio cronológico dessas pessoas avança 10 anos enquanto o fisiológico retrocede 10. Um barato.

Uma paciente com artrite se queixou comigo, certa vez, de que seu médico só lhe recomendara fazer exercícios depois que ela já havia passado dos 80. Pois bem. A hidroginástica liberou suas articulações, devolvendo-lhe um grau de conforto e liberdade de movimentos que ela nem sonhava que pudesse voltar a ter.

"Ora, por que ele não me disse isso quando eu tinha 60?", perguntou ela.

Nunca é tarde – nem cedo – para ser ativo.

Capítulo 2

O *C* do Programa ACE: Controle Mental

Quando eu era mais jovem, tive a grande felicidade de conhecer o Dr. Hans Selye, endocrinologista mundialmente famoso que pesquisava a resposta do organismo a mudanças de condições e estímulos ambientais. Durante a conversa, ele me disse que a maioria das pessoas não sabe o que é estresse. O estresse é um fenômeno interno, uma reação a uma pressão externa. E é verdade, há uma diferença. A pressão vem de fora; o estresse, de dentro. O estresse é a nossa *resposta* a uma pressão específica. A pressão é universal. A reação ao estresse é pessoal – ou seja, a escolha é sua.

> *A pressão é universal. A reação ao estresse é pessoal.*

Se submetermos seis pessoas ao mesmo tipo de pressão, provavelmente teremos seis respostas diferentes. Mesma pressão, várias respostas. O indivíduo sempre pode escolher como irá responder. Uma pessoa de bem com a vida pode responder a uma pressão específica apenas dizendo: "Sem problema. Cuidarei bem disso. Vou resolver já esse assunto." Para ela, uma situação de pressão se apresenta como um estímulo para encontrar respostas positivas. Quem dera fôssemos todos assim.

Mas há quem desmorone sob pressão semelhante. O indivíduo A floresce, o indivíduo B fenece. Por quê? Porque tudo depende do que há no coração e na mente das pessoas; de suas atitudes e sentimentos.

Repito: o estresse é interno. O que fazer com uma situação de pressão é escolha sua. Como será a sua resposta de estresse? Positiva ou negativa?

A pressão é uma coisa incrível: pode ser excitante e assustadora ao mesmo tempo. Se breve, é estimulante e pode até ser produtiva. Se prolongada e intensa, pode ser devastadora para o espírito. Nas fases boas, superpressionamos a nós mesmos para atingir objetivos. Nas ruins, superpressionamos a nós mesmos para não pôr tudo a perder. A vida é feita de pressões, às vezes boas, às vezes ruins. Não podemos controlá-las. Controlamos apenas a nossa resposta ao estresse. Tudo é questão de saber lidar com a pressão, de usá-la em nosso benefício e, o mais importante, de aprender a gostar dela.

Campeões são campeões porque se saem bem em situações de pressão. Jack Nicklaus, o maior golfista de todos os tempos, me disse certa vez que nunca teve dúvida – ao contrário da maioria dos seus adversários – de que seria capaz de lidar com a pressão do último round de um torneio importante numa tarde de domingo. Desempenho sob pressão, ou DSP, é o que distingue os campeões.

Um fator importantíssimo na maneira como um indivíduo processa e reage a uma situação de pressão é a sua personalidade.

Você já ouviu falar de personalidade do tipo A? Pessoas do tipo A são tidas como ambiciosas e obstinadas, às vezes até hostis. São criaturas aceleradas, que costumam se comportar de maneira agressiva – tamborilar no tampo da mesa, mexer freneticamente o joelho ou o pé – quando acham que a coisa está indo muito devagar. Elas querem que tudo aconteça... *já*!

São também mais propensas a ataques cardíacos.

Pessoas do tipo B são mais *relax*. Acham que nenhum problema é tão *grande* quanto parece e que tudo que está errado tende a se acertar por si só. Então, por que se preocupar? Nas reuniões

[**Homem das Cavernas, Mulher das Cavernas, Gente das Cavernas**]

O estresse foi inventado há milhares de anos, no tempo dos trogloditas.

Diante de uma fera, o troglodita ficava aterrorizado. E o resultado, como é até hoje: as glândulas adrenais despejam adrenalina no sistema.

Quando nos vemos diante de um grande desafio, uma situação de vida ou morte, por exemplo, nossa resposta física e emocional – mais conhecida como "lutar ou fugir" – é a mesma. Os pelos da nuca se arrepiam, o ritmo cardíaco acelera, o sangue aflui aos músculos (que se tensionam para a ação), a boca fica seca e somos compelidos a decidir rapidamente entre enfrentar o perigo ou sair correndo.

Lutar ou fugir é, pura e simplesmente, uma resposta da adrenalina – uma incrível substância que nos possibilita cumprir tarefas que em condições normais não cumpriríamos. Sabe-se, por exemplo, que, para salvar seus bebês de situações de perigo, as mulheres são capazes de coisas extraordinárias, até mesmo sobre-humanas.

Mas e quando o perigo é menos grave? Um sujeito xinga você no trânsito, você o xinga de volta e seu coração dispara. Se pudesse, você sairia do carro e daria um murro na fuça do cretino. Mas sabe que não pode fazer isso, por ser um comportamento social e moralmente inaceitável.

Se pudesse, tudo estaria resolvido. A resposta adrenal arrefeceria. Você mataria o animal enfurecido ou ele o mataria; ou então, você fugiria e estaria salvo. Em qualquer caso, o surto adrenal passaria.

Mas... e nesta vida que vivemos?

Aqui é Estressópolis.

Aqui nada passa. Você fica o tempo todo pilhado. É uma coisa atrás da outra: raiva, frustração, mais pressão, horários, prazos... E nosso corpo entra em parafuso.

Vejamos mais de perto como a coisa funciona. Tudo começa nas glândulas adrenais, ou suprarrenais, por estarem situadas acima dos rins. A adrenalina provém da medula adrenal, localizada dentro dessas glândulas. Mas a quantidade de adrenalina disponível para ser injetada no sistema é limitada.

Passada a reação aguda de estresse, o surto de adrenalina arrefece. Contudo, se o corpo ainda está sob pressão, pois não se livrou do problema, entra em cena a chamada reação de estresse crônico.

Nesse caso, assume o córtex adrenal – a parte externa dessas glândulas –, bombeando cortisona no sistema. A cortisona é um dos muitos hormônios esteroides produzidos pelo corpo. Você provavelmente já ouviu falar dos esteroides anabólicos usados pelos atletas como dopping. Esses hormônios, que se apresentam sob formas variadas, têm a capacidade de melhorar o desempenho e reduzir o tempo de cura das lesões. A cortisona pode salvar vidas. Os médicos a receitam em forma de comprimidos, injeções ou inalações para ataques de asma e doenças dermatológicas. Em pacientes submetidos a transplante de rim, a cortisona subjuga o sistema imunológico de modo a evitar a rejeição do organismo ao novo órgão. Nas doenças autoimunes, como a artrite reumatoide e outros males da pele e dos tecidos, a cortisona é indicada para diminuir a agressividade do sistema imunológico.

Embora bloqueie, de fato, o sistema imunológico, o indivíduo não pode tomar indefinidamente altas doses de cortisona por causa dos efeitos colaterais. Você provavelmente já os sentiu, não como reação de algum remédio receitado por seu médico, mas como parte de uma resposta de estresse crônico. Todos nós, e principalmente as pessoas que têm dificuldade de lidar com problemas, estimulamos nossas glândulas adrenais a elevar os níveis naturais de cortisona no organismo.

E quais são os efeitos colaterais da cortisona?

O corpo retém líquido, incha e ganha peso; a pele degenera e forma estrias devido à ruína do sistema de suporte; os ossos começam a enfraquecer; surgem dores nas costas, úlceras na boca e até no estômago.

É a reação de estresse crônico. Provocada por nós mesmos!

Imagine só a final olímpica dos 100m rasos. Os atletas se alinham, devidamente posicionados em seus blocos de partida. Quando o árbitro está prestes a dar o tiro de largada, os músculos são tensionados ao máximo, à espera do som. Mas, subitamente, a largada é suspensa: devido ao forte vento, os organizadores decidiram transferir a prova para o dia seguinte.

Os atletas ficam nervosos. Passaram anos se preparando para esse momento e agora estão totalmente "pilhados". A adrenalina flui numa reação de estresse agudo. Estavam prontos para correr e, de repente, são mandados para casa.

O que eles fazem? Sentam-se em algum canto, com a cabeça quente.

No dia seguinte, a final é novamente cancelada devido a uma ameaça de bomba, e, no outro dia, devido à previsão de chuva forte.

E tome estresse crônico!

O corpo não consegue se desligar.

O aumento do nível de cortisona é prejudicial ao organismo.

Pense nisso: por que os médicos receitam cortisona? Para bloquear o sistema imunológico.

E o que faz a cortisona produzida por seu próprio corpo? Enfraquece o sistema imunológico. A resistência diminui e você fica mais sujeito a

> resfriados, gripes, úlceras e a um monte de outras coisas – inclusive, ouso dizer, ao câncer!
>
> Longos períodos sem controle adequado do estresse deixam você menos saudável e, consequentemente, bem mais suscetível a doenças. Há cortisona demais circulando pelo seu corpo.
>
> É assim que as pessoas começam a sair dos trilhos.
>
> Elas dizem: "Preciso de mais café, mais cigarros e mais doces para continuar ligado."
>
> Na verdade, elas não dizem: elas fazem, e ponto final. Comem mais, bebem mais, fumam mais.
>
> Até que um dia... a vaca vai pro brejo.

de trabalho, as pessoas do tipo B ficam sentadas com as costas no espaldar da cadeira, enquanto as do tipo A, invariavelmente, inclinam-se para frente. As do tipo B tendem a ser menos bem-sucedidas, pelo menos na acepção ocidental da palavra (nós medimos o sucesso em cifras e números: quanto, quantos.) Mas são, por outro lado, menos propensas a ataques cardíacos e sérias candidatas à longevidade.

Mas não são as pessoas do tipo B o foco principal das minhas preocupações. Nem as do tipo A, que nasceram preparadas para a "guerra" cotidiana. O que me preocupa mais são as do tipo C. Elas costumam enganar porque parecem lidar muito bem com o mundo ao seu redor. Trazem no rosto um ar de frieza e tendem a se sentar eretas – não se inclinam para frente nem se encostam no espaldar da cadeira. Reprimem seus sentimentos, internalizam todas as pressões, temores, ciúmes e problemas, guardam tudo dentro do peito, em permanente ebulição – com tremendos efeitos adversos. A ciência já vem dizendo que as pessoas do tipo C são as mais propensas a ter câncer, sabia? Eu acredito que seja verdade, e muitos outros médicos também.

Quem sabe não seria bom se todos mudássemos de atitude? Que tal se ficássemos mais parecidos com os okinawenses, com as pessoas do tipo B? Pessoas do tipo B são mais fáceis de agradar, mais tolerantes e mais tranquilas. Consequentemente, são menos propensas a ataques cardíacos do que as do tipo A e menos propensas ao câncer do que as do tipo C.

Dizem que não posso prová-lo. Sou o primeiro a concordar com isso porque, ao contrário do colesterol e da pressão arterial, as reações comportamentais de longo prazo são impossíveis de se medir e classificar (embora o nível de alguns hormônios do estresse, como o cortisol sanguíneo, seja mensurável). Não obstante, consigo tipificar o comportamento de uma pessoa ao conversar com ela durante alguns minutos e observá-la por um tempo. Quero dizer que, assim como você pode agir em relação ao seu colesterol e à sua pressão arterial, nada o impede de mudar suas atitudes e reações às situações de pressão.

A pergunta que eu lhe faço é: Por que você poderia *não* querer mudar sua maneira de processar as pressões e melhorar suas respostas ao estresse?

Assim chegamos à segunda parte, o *C* do Programa ACE: Controle Mental.

O controle mental diz respeito à atitude, à perspectiva diante da vida. É o modo como você reage a diferentes situações e como você se relaciona com as pessoas que ama, com as pessoas que aprecia e por quem não tem qualquer interesse especial. É sempre possível escolher entre reagir positiva ou negativamente às pressões. Há também, é claro, uma terceira opção: cair fora.

Nunca dê ouvidos a quem diz que o estresse é ruim, porque não é verdade. Existe o estresse negativo, produto de pressões com as quais você não sabe lidar. Esse tipo de estresse é uma sobrecarga que pode levar à fadiga e à exaustão.

Mas existe também o estresse positivo, produto dos desafios que surgem quando você se sente bem consigo mesmo, no controle da sua vida, animado por ideias instigantes e cercado de pessoas que pensam como você. É daí que provêm as realizações. É fácil perder a perspectiva em momentos de pressão extrema, mas é esta que leva as pessoas a fazerem coisas grandiosas – nos negócios, no esporte e na vida. Os campeões, como já vimos, se saem muito bem sob pressão. Às vezes, uma colina pode parecer uma montanha, e um problema menor, uma tragédia insuperável. Os campeões pensam diferente: montanhas são colinas que eles escalam até o topo! Moral da história: sua capacidade de lidar com os diferentes aspectos da vida pode afetar seu bem-estar físico e mental. E vice-versa.

[Sinais de Alerta]

Falemos um pouco sobre os pequenos sinais de alerta do estresse negativo, as fissuras que aparecem na imagem que você cultiva de si próprio com tanto carinho. Se você lida mal, ou não consegue lidar, com o estresse durante três ou quatro dias, um ou mais dos seguintes sinais de alerta farão você saber que está a caminho de um colapso.

1º Sinal de Alerta: Espasmos Musculares

Em geral, as pessoas ignoram esse sinal de alerta. Os espasmos musculares podem assumir diferentes formas em diferentes partes do corpo e são conhecidos por diferentes nomes: dor de cabeça, enxaqueca, dor no pescoço etc. Algumas pessoas passam o dia inteiro sentadas, encurvadas e estressadas. Quando peço que relaxem, dizem: "Estou relaxada, mas meu pescoço já era." Eu dou a volta e respondo: "Não, o seu pescoço ainda está aqui." É só um espasmo. Seu pescoço está berrando com você, implorando para sair um pouco da panela de pressão e ser uma pessoa do tipo B, nem que seja por alguns minutos. Dar um tempo para relaxar.

Quando o espasmo é mais embaixo, vira dor no peito. O sujeito acha que está tendo um infarto. Geralmente é só um espasmo dos músculos entre as costelas devido ao estresse. Mas seu corpo continua querendo lhe dizer alguma coisa.

Dor no coração, ou angina – dor no peito que, em vez de espasmo, pode anunciar um infarto do miocárdio –, não costuma ser uma dor aguda, uma fisgada; é uma pressão, uma sensação de aperto, como se o seu peito estivesse sendo comprimido com uma tira de borracha ou pressionado por um objeto muito pesado. Pode parecer uma indigestão. Muitas vezes, a dor irradia pelo pescoço e pelos braços. Obviamente, se você não tem certeza, vá rapidamente para um hospital ou chame uma ambulância. (O tempo que levará para tentar entrar em contato com o seu médico é precioso. Alguns são propensos a dizer: "Eu sei que não é nada." Para esses a minha pergunta é: Você prefere se passar por tolo ou passar desta para melhor?)

Espasmos musculares podem acontecer também no estômago, causados pelo aumento da acidez. Se uma grande quantidade de ácido for despejada em seu estômago durante a noite, você poderá acordar com dor abdominal. Ela poderá ser passageira, durar 30 minutos, uma hora, às vezes mais. Poderá indicar também que você está desenvolvendo uma úlcera – sinal de alerta é coisa séria!

Outro sinal de alerta muito comum, especialmente em homens de meia-idade, é dor na região lombar da coluna. A maioria dos casos de dor nas costas é consequência de espasmos ou diminuição do tônus muscular. Alguns dias fora da panela de pressão, nesse caso, podem operar milagres.

Problemas intestinais em adultos podem ser causados por espasmos do cólon, que os médicos costumam diagnosticar como síndrome do intestino, ou cólon, irritável, ou como algum tipo de colite. Assim como sucede com outros espasmos, alguns dias de descanso são úteis, mas você *deve* buscar orientação médica se o problema persistir ou caso haja dor ou sangramento associado.

2º Sinal de Alerta: A Síndrome CATA

Cafeína, álcool, tabaco e açúcar: CATA. Você já parou para pensar de quanto estímulo químico anda precisando para sobreviver? De quanta cafeína? De quanto álcool? De quanto tabaco e nicotina? De quanto açúcar refinado e processado? Posso garantir: demais. E, para completar, acrescento a questão do sono. Distúrbios do sono costumam ser o primeiro sinal de que você não está sabendo lidar com o estresse.

Se você é daqueles que toda vez que se aborrece no trabalho vai tomar um cafezinho para se encher de cafeína, é porque já está atado à montanha-russa do estimulante. Você se sente melhor por 20 minutos – por causa do aumento da taxa de açúcar no sangue – e desmorona logo depois. Então, quando se irrita novamente ou quando se sente um pouco deprimido, sai para tomar outro café. Ou fumar outro cigarro. Ou comer outro biscoitinho. Só para ficar pilhado de novo. Não faça isso. E, se você não dorme bem, evite cafeína depois das duas da tarde.

Existem alternativas. Ninguém nunca lhe sugeriu um copo d'água com uma rodela de limão (ou um pouquinho de limão espremido)? Geralmente resolve. O suco do limão ajuda a baixar o índice glicêmico dos carboidratos e desacelera a absorção dos açúcares. Onde fica o bebedouro do escritório? Água também se bebe. Ninguém precisa de mais do que dois, no máximo três, cafezinhos por dia. Se você limitar a sua ingestão de cafeína a dois cafezinhos por dia, vai se sentir melhor e economizar um bom dinheiro por ano.

Se puséssemos todas as drogas legais numa escala, a cafeína, o álcool e a nicotina seriam as Três Grandes, com a nicotina no topo. O tabagismo é, provavelmente, a maior expressão do descontrole mental. Existem drogas ruins e drogas não tão ruins. O álcool, por exemplo, fica um pouco mais longe do topo da escala se consumido com moderação. De acordo com alguns pesquisadores, ele pode até ter efeitos positivos, particularmente no que diz respeito ao alívio da tensão. Um ou dois drinques ajudam a relaxar. (Atenção: eu não disse dez drinques.) Embora o álcool seja, tecnicamente, uma substância depressiva, dois drinques diminuem as inibições, o que pode até ser bom de vez em quando. O problema é que você fica tão confiante que resolve tomar mais uns três ou quatro.

Outros efeitos potencialmente positivos do álcool são "afinar" o sangue e estimular a produção das lipoproteínas de alta densidade (HDL) que nele circulam. Essas substâncias retiram o colesterol das artérias e o levam de volta ao fígado, o que é muito bom. É por isso que as pessoas que tomam um pouco de álcool *podem* ter menos risco de doenças cardíacas. Outro benefício do álcool é que beber um pouco faz gente feia parecer linda. Mas tenha cuidado: é uma *droga* que mata as células do fígado e do cérebro.

3º Sinal de Alerta: Problemas de Pele

Muitas coceiras e erupções cutâneas em adultos são precipitadas pela incapacidade de controlar o estresse. A pessoa pode ter uma predisposição genética para doenças de pele, e o problema aparecer quando ela está sob pressão extrema e de longa duração. É um sinal de alerta, claro e direto. Os dermatologistas é que se dão bem – ninguém morre de coceira nem telefona de madrugada pedindo o nome de um bom hidratante. E mais: se você tirar uns dias de folga para relaxar, poderá ter o mesmo efeito.

4º Sinal de Alerta: Falta de Tempo

Preste atenção em todas as pessoas que têm tarefas demais e tempo de menos – de segunda a domingo. Pode-se ter muita coisa para fazer durante alguns dias, até uma semana inteira. Às vezes, acontece de um projeto importante ocupar a pessoa por duas semanas seguidas. Tudo bem. Mas se a pessoa não tirar um tempo (fora da panela de pressão) depois que o projeto termina, ou seja, se ficar sem tempo *o tempo todo,* estará diante de um tremendo sinal de alerta. Esse tipo de estresse negativo não apenas debilita o sistema imunológico, como constitui, por si só, terreno fértil para ataques cardíacos.

5º Sinal de Alerta: Hostilidade

Uma enorme diferença entre os maníacos do tipo A que sobrevivem e os que não sobrevivem é a propensão à hostilidade.

Pessoas manifestam hostilidade quando o castelo de cartas que construíram desmorona ao seu redor. Contudo, bastam pequenas coisas para irritar os hostis do tipo A: mesas que rangem, moscas, ruídos estranhos, luzes brilhantes, ar-condicionado, papéis, falatório, crianças – tudo e nada. Uma boa medida da tolerância de uma pessoa é o modo como ela lida com o barulho. Por exemplo: ao chegar em casa, seus filhos sempre fazem a maior algazarra (que bom!). Mas seu nível de tolerância depende da sua resposta às pressões externas. Às vezes, você até suporta o barulho das crianças; outras vezes, não. *Você* muda. Elas não.

Se você fica cada vez mais irritado nesse tipo de situação, está na hora de liberar um pouco da pressão.

Agressividade permanente não faz sentido. Se você é agressivo apenas por um momento, tudo bem. Mas se é agressivo o tempo todo, cedo ou tarde entrará em colapso.

6º Sinal de Alerta: Cinismo

Alerta máximo! É difícil para os cínicos ter pensamentos positivos quando a pressão aumenta. Eles não conseguem ver "oportunidades na adversidade" nem percebem que "depois da tempestade vem a bonança". Cínicos não podem ser campeões!

Como já foi mencionado, 95% das dietas não dão certo. Isso acontece porque a maioria das pessoas não usa a parte do corpo que leva sobre os ombros – justo a mais importante. O lobo frontal humano, relativamente maior e mais desenvolvido, nos distingue dos outros animais. O que isso significa? Que temos a capacidade de escolher e tomar decisões conscientes. Isso é ótimo, pois a maneira mais eficaz de lidar com as pressões é fazendo escolhas conscientes que multipliquem nossos bons hábitos e eliminem os maus.

E o que é ainda melhor: você precisa de apenas 21 dias para criar esses bons hábitos. Três semanas. Tudo pode ser determinado na área frontal do cérebro que carrega o poder de escolha. *Sua* escolha. Portanto, como controlar o estresse? Dando passos concretos. Três passos concretos, mais especificamente.

Passo 1: Elimine a CATA

A síndrome CATA, como é importante lembrar, envolve cafeína, álcool, tabaco e açúcar refinado. Não há problema algum em tomar uma xícara de café. Nem duas por dia. Mas, com 10 ou 12 cafezinhos diários, o nível de açúcar no sangue sobe e desce como uma gangorra e aumenta enormemente o risco de diabetes. Por que fazer isso com você mesmo?

O café tem calorias – embora não tanto no produto básico: uma xícara de café puro, chá verde ou chá preto contém apenas 1 caloria. A vovó costumava botar um pouco de leite no café, aumentando a conta para 15 calorias. Mas nós quase não fazemos mais isso: hoje temos o cappuccino, com 50 calorias, e o café *latte*, com 100 ou mais. Há quem diga: "Mas, doutor, é só um pouquinho." E eu respondo: "Você tomou cinco só hoje!" São 500 calorias. Se você toma 5 *lattes* por dia, está ingerindo 500 calorias. São 3.500 calorias extras – meio quilo de gordura somente tomando café – em apenas uma semana. E isso sem contar o açúcar. Uma colher de chá de açúcar contém 17 calorias.

[Açúcar de Manhã, Açúcar de Tarde, Açúcar de Noite]

Açúcar tem gosto bom. É estimulante. Mantém você ativo, porque o corpo transforma o açúcar em energia. E está presente em quase tudo: frutas, remédios, petiscos, refeições diárias.

O açúcar se apresenta sob diferentes formas: frutose, cristalizado, em calda, xarope de milho rico em frutose (que foi acusado de ser a maior fonte de calorias nos Estados Unidos). Até os carboidratos processados (refinados), como pães, massas, batatas fritas, e quase todo tipo de alimento popular são fonte de açúcar. O organismo decompõe os carboidratos e os transforma em açúcar, aumentando imediatamente a taxa de glicose no sangue.

Se você ingerir muito açúcar refinado – encontrado em chocolates, biscoitos, bolos, refrigerantes e doces em geral –, sua corrente sanguínea o absorverá rapidamente e o converterá em energia. Quanto mais refinado o carboidrato, mais rapidamente as calorias entram no sistema.

Uma lata de refrigerante pode conter até 200 calorias, que lhe dão um choque de energia. Você pode tomar uma de vez em quando, contanto que queime essa energia imediatamente.

Mas o que acontece se você não queimá-la logo? Seu corpo irá armazená-la para usar mais tarde. E como o organismo armazena a maior parte do excesso de energia? Em forma de gordura, é claro! O problema é que, depois de convertida em gordura, torna-se bem mais difícil queimar essa energia, porque, primeiro, o corpo utiliza os açúcares e carboidratos disponíveis, e só depois a gordura armazenada.

Agora imagine carregar três ou quatro anos de energia armazenada ao redor do estômago e nos quadris. Quanto pesa um tijolo? Dois quilos? Três quilos? Quatro quilos? Carregar dois ou três tijolos pendurados

> na barriga, nas coxas e nas costas, de um lado para outro, todos os dias, é dose para elefante.
>
> Duas calorias por minuto é a quantidade máxima de energia que você consegue queimar quando está sentado. Energia que entra é igual à energia que sai. Moral da história: evite os carboidratos simples, que são "açúcar expresso".
>
> É raro ver um vegetariano gordo. A maior parte do açúcar que ele ingere provém de carboidratos complexos encontrados em cereais integrais, vegetais, e pães e massas menos refinados – todos de absorção mais lenta.
>
> Não lhe fará mal ingerir doses ocasionais de açúcar, sobretudo se você for muito ativo. Mas é melhor equilibrar. Não há nada de fundamentalmente errado em ingerir algum açúcar de vez em quando, mas é muito importante definir o que entendemos por moderação. Cada americano consome, em média, cerca de 56kg de açúcar e 30kg de xarope de milho rico em frutose por ano, o equivalente a 20-30 colheres de chá de açúcar por dia. Pode ter *certeza* de que isso não é moderação!
>
> Esse nível de consumo de açúcar pode ter graves consequências metabólicas. Além disso, ele exacerba processos de dependência que tornam quase impossível romper o círculo vicioso da ânsia por comidas e bebidas pouco saudáveis.

Duas colheres de chá em cada um de seus 5 *lattes* somam mais 170 calorias. O que significa entubar mais meio quilo de gordura a cada três semanas – só em açúcar.

Embora o nosso corpo goste de um bom estimulante de tempos em tempos, seja cafeína, açúcar ou álcool, você deve estar atento para as substâncias químicas que dá para o seu organismo. Duas ou três doses de cafeína por dia, vá lá. Um ou dois drinques de vez em quando, ok.

Mais do que isso – 4, 8, 10, 12 xícaras ou 6, 10, 13 drinques por dia – é exagero. Um sinal de alerta. Como já expliquei, o álcool mata as células do fígado e do cérebro.

DICA DO DR. TICKELL

Como estimulante, tome uma xícara de café, cappuccino ou chá preto diariamente, por volta das 10:30. Coloque uma colher de chá de açúcar, se achar necessário. Se preferir o cappuccino, coloque o açúcar na espuma, mas não misture – beba o café pela espuma. Chá verde no café da manhã coloca você em movimento e o ativa de um modo "saudável"; depois, às 10:30 – *bang!* Você estará pilhado até o meio da tarde.

Tabaco e nicotina são desastrosos. Não há moderação aceitável. Um cigarro tem mais de 200 venenos mortais, de modo que fumar é mais ou menos equivalente a colocar o cano de descarga do seu carro no pulmão e inalar o monóxido de carbono. É suicídio puro e simples. A diferença de expectativa de vida entre fumantes e não fumantes é de 7 a 9 anos. *Fato.*

Entendeu?

DICA DO DR. TICKELL

O fumante médio consome 20 cigarros por dia durante 35 anos. São mais de 250 mil cigarros!!! Em cada um deles existem uns 200 venenos letais, 40 dos quais são carcinogênicos. É impossível ser inteligente e fumante. Pare de fumar, já! Vou repetir: *é impossível* ser inteligente e fumante.

Passo 2: Vire a Chave

O segundo passo para você aumentar sua capacidade de controlar o estresse é virando a chave. Que chave? A chave que alterna os modos de funcionamento do seu cérebro: o prático e o emocional. Vejamos o que isso implica.

> **[Evite Cafeína]**
>
> Café, álcool e refrigerantes são diuréticos: eliminam água. Ou seja, você precisa beber água para compensar e manter o bom funcionamento do seu organismo.
>
> Embora um pouco de café não mate, cafeína em grandes quantidades aumenta o risco de problemas de saúde, como fadiga adrenal, arritmia cardíaca, espasmo coronariano, ansiedade e até diabetes. Se você quer o barato sem o vício, experimente tomar chá: *chai*, chá verde, chá de ervas, chá de limão e gengibre são ótimas alternativas ao café e podem ajudá-lo a perder peso, a aumentar a imunidade e a fortalecer a saúde, principalmente o chá verde.
>
> Se você não se sente preparado para abrir mão da sua xícara de café matinal, procure se manter bem hidratado. Se não puder evitar adoçantes, experimente substituir o açúcar pela estévia, um adoçante natural da família do girassol. É bem mais doce do que o açúcar e contém muito menos calorias.

O cérebro tem um lado prático e outro emocional. O segredo é mantê-lo no modo prático a maior parte do tempo.

A alimentação governada pela emoção é um dos maiores problemas atuais. "É verdade", você diz, "mas eu me sinto terrivelmente só, por isso preciso comer mais." Ou então: "Estou deprimido", "Estou estressado." Meu favorito é: "Eu como para me consolar." Tudo isso é verdade, mas pode estar matando você. Experimente, em vez de usar a comida para preencher um vazio em sua vida, virar a chave para o lado prático.

DICA DO DR. TICKELL

Não há nada de errado em ter uma boa autoimagem.
É ótimo gostar de si mesmo.

Quem está no controle da sua vida?

Você precisa, antes de mais nada, de amor-próprio e autorrespeito. A alimentação talvez seja parte da resposta, mas não é *a* resposta. Sua necessidade de comer é apenas um sintoma. Comece a virar a chave diariamente. Logo, logo, você se sentirá melhor consigo mesmo, gerando uma autoimagem positiva e mais autorrespeito. Basta virar a chave.

Lado Prático	Lado Emocional
Respeito	Consolo
Amor	Ansiedade
Família	Solidão
Saúde	Frustração
Autoimagem	"Tô nem aí"
	"Sou assim mesmo"
	Recompensa
	Raiva
	Depressão
	Ciúme
	Ódio
	Repulsa
	Estresse
	Tédio
	Excitação
	Tristeza
	Resignação

O C DO PROGRAMA ACE: CONTROLE MENTAL

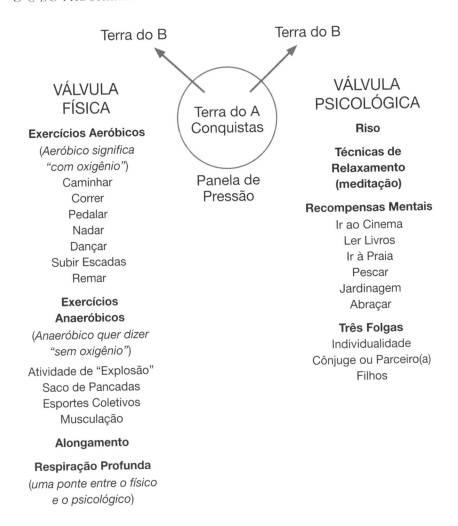

Passo 3: Saia da Panela de Pressão

Queiramos ou não, vivemos numa panela de pressão. Não é ruim, porque um pouco de pressão aqui e ali nos faz bem. Conquistar é bom. Somos humanos, não hu*menos*. E humanos adoram conquistar. Você está, pois, autorizado a se colocar sob um pouco de pressão. Mas não fique dentro da panela 8 dias por semana ou 57 semanas por ano, pois, assim, seu mundo ruirá, seu corpo entrará em pane e seu sistema imunológico irá colapsar, multiplicando todo tipo de riscos para a saúde, como câncer, diabetes e infarto do miocárdio.

Há pessoas que vivem na Terra do A, querem que tudo aconteça imediatamente. Pessoas do tipo A *adoram* a Terra do A. "Eu quero tudo ao mesmo tempo *agora*." Os habitantes da Terra do A vivem à beira de um ataque cardíaco. A Terra do A é legal, boa para visitar de vez em quando, mas não é possível viver nela e ser saudável. É pressão demais. Na verdade, a Terra do A é a panela de pressão definitiva. É preciso escapar, regularmente, para a Terra do B.

E como se pode sair da panela de pressão? Existem duas válvulas de escape que podem ajudá-lo a liberar um pouco do vapor: a física e a psicológica.

Os Quatro Ases

A vida é como um jogo de cartas: não se pode ser feliz de verdade sem ter na mão os quatro ases.

O Ás de Ouros representa o ímpeto de enriquecer. Se este é o único ás em sua mão, você nunca encontrará a felicidade. A vida ocidental é um jogo de contar, certo? Contar, contar, contar – dinheiro, dinheiro, dinheiro. Mas traga-me pessoas que só têm ases de ouros e rios de dinheiro, e eu lhe mostrarei um monte de gente infeliz.

É possível comprar amigos, alugar amigos, mas não vai dar certo se você não tiver os outros três ases na mão, pois não estará jogando com o baralho inteiro. Não se pode ser verdadeiramente feliz sem os outros três ases.

O Ás de Copas representa o coração: relacionamentos, família, espiritualidade, sistemas de crenças e compaixão. Sem esse ás você não encontrará a felicidade. Traga-me alguém que tem ouro, mas não tem coração, e eu lhe mostrarei uma pessoa vazia por dentro.

O Ás de Espadas representa a sua ética profissional. Todo mundo precisa ir à luta, dar duro, dar o máximo. Quanto mais você trabalha em alguma coisa, mais capacitado fica. Se você não está melhorando, busque ajuda – um orientador pessoal (coach), por exemplo.

Depois de anos trabalhando, nos aposentamos – para fazer o quê? "Aposentar" é uma palavra curiosa. Se você se cansou de ficar sentado trabalhando, que motivo teria para continuar sentado sem trabalhar? Pessoas que vivem vidas longas, saudáveis e felizes costumam se manter razoavelmente ativas. Você faz trabalho social? Contribui com algo verdadeiramente bom para o mundo?

O Ás de Paus é o ás social. Representa a sua vida social. Infelizmente, as pessoas tendem a esquecer os amigos. Quando foi a última vez que você saiu com os amigos pelo simples prazer de estar com eles, só para se divertir? Aposto que nem se lembra. Todos precisamos de amigos. Para tomar uma bebida ou jogar conversa fora. A cultura okinawense se baseia em sistemas de ajuda mútua. Todo o modo de vida do arquipélago gravita ao redor da relação do indivíduo com seus pares. Os sociólogos chamam isso de conectividade social.

Com os quatro ases na mão, você poderá, finalmente, ser feliz. Não é este o objetivo último da vida para nós e nossos entes queridos?

Tudo faz parte do mesmo jogo. Entenda: não são as cartas que recebemos no jogo da vida que importam; é o modo como jogamos. E as melhores cartas que podemos ter para jogar são os quatro ases.

Boa parte das pesquisas sugere que sua saúde e seu destino estão geneticamente determinados. Não caia nessa! Como falei na introdução, a influência genética na nossa vida pode ser reduzida a não mais do que 30%. Os outros 70% dependem de nós. Se jogarmos direito, ficaremos com os ases na mão.

Ah, e não se esqueça dos curingas. Dê asas ao lado lúdico e divertido da vida. Ria. Sem moderação. Rir é um excelente remédio – uma das melhores maneiras de controlar o estresse.

Capítulo 3

O *E* do Programa ACE: Educação Alimentar

Os americanos têm os piores hábitos alimentares do mundo. Comem fora o tempo todo ou compram comida pronta – é mais fácil e rápido. Não admira que sejam obesos. A alimentação exagera na proteína e na gordura animal, com valor nutricional muitas vezes próximo de zero.

Mais da metade da dieta padrão americana é composta de carne e laticínios, e mais da metade do restante é feita de lixo processado e refinado. É por isso que têm diabetes, infarto do miocárdio e câncer de mama cada vez mais cedo.

Dados os hábitos alimentares, não surpreende que gastem seus milhões de dólares diariamente em uma variedade de livros de dieta que propõem mil e uma teorias estapafúrdias. Enquanto nós, leitores, ficamos cada vez mais confusos, seus autores ficam cada vez mais ricos. Não sei quem inventou a palavra "dieta", mas, se pudéssemos encontrá-lo, seria o caso de bani-lo para sempre, porque "dieta" é uma palavra perigosa.

Vou repetir: pesquisas confiáveis nos asseguram que as dietas fracassam em 95% dos casos. A maioria das pessoas que *começam* a fazer algum tipo de dieta *desiste* dela antes de começar a obter qualquer resultado duradouro. O sucesso de uma dieta deve ser avaliado depois de três anos – não três dias, nem três semanas, que é a duração da maioria delas.

Quem começa a fazer dieta quer resultados a curto prazo; quer perder peso o mais rápido possível. Infelizmente, quando se perde peso muito depressa, boa parte do que se perde é líquido. Vou contar um segredo. Em gincanas televisivas de emagrecimento, os participantes perdem um monte de peso nas primeiras semanas, mas boa parte é só líquido. Um copo d'água pesa em torno de 400g, de modo que, se você beber 8 copos d'água antes de se pesar, ganhará uns 3kg. Isso é fácil de perder na primeira semana, mas *não* significa que esteja perdendo gordura. O fato é que, se você for como a maioria dos seguidores de dietas, quando finalmente começar a perder gordura perderá músculos (massa magra) também – e, quanto mais rápido emagrecer, mais massa muscular você estará perdendo. Aí, cansado de tantas privações, voltará a engordar em algumas semanas ou meses, recuperando o líquido e a gordura. A única coisa que *não* recuperará será a massa muscular. Você voltará à estaca zero, mas com uma porcentagem de gordura corporal maior do que tinha antes de começar!

> *Pesquisas confiáveis nos asseguram que as dietas fracassam em 95% dos casos. A maioria das pessoas que começam a fazer algum tipo de dieta desiste dela antes de começar a obter qualquer resultado duradouro. O sucesso de uma dieta deve ser avaliado depois de três anos – não três dias, nem três semanas, que é a duração da maioria delas.*

Sempre reparei que, quanto mais tempo as pessoas perdem pensando em alimentação, falando de alimentação, lendo sobre alimentação e preparando a própria comida, mais obesas ou esquálidas ficam. Vão parar num dos extremos da escala, essa é a verdade.

Dificultamos as coisas para nós mesmos por causa da maneira como comemos. Alimentar-se bem não tem por que ser complicado. Na verdade, alimentação é uma coisa *simples*.

Ele é "bom cozinheiro". Geralmente isto significa frigideiras estilosas e aditivos variados como manteiga, creme de leite e todo tipo de molho. Para mim, significa também um cozinheiro provavelmente acima do peso. Não é difícil encontrar celebridades da cozinha com sobrepeso. Já lhe ocorreu perguntar por quê? Mistura, mexe, prova, mais creme, mais gordura, mais isto, mais aquilo.

Um cozinheiro bom é um cozinheiro saudável.

Você só vai ter uma alimentação saudável quando perceber um fato fundamental: uma refeição para consumo humano deve conter uma boa variedade de vegetais. Carne (proteína) apenas como complemento. A maior parte das nossas refeições é, no entanto, o exato oposto: montanhas de carne acompanhadas – quando muito – de um ou outro vegetal. Umas verdurinhas com um par de tomates-cereja e uma generosa porção de molho cremoso cheio de calorias – eis a saladinha que acompanha o nosso bifão.

Nutricionistas do mundo inteiro concordam que legumes e verduras contêm a maior quantidade e variedade de nutrientes necessários a uma vida saudável. Mas muita gente ainda acredita nos pretensos especialistas que orientam a comer mais proteína (carne, em especial). Não conheço nenhum estudo científico que associe o consumo de legumes e verduras (vegetais em geral) a riscos de infarto do miocárdio, diabetes e câncer. Muito pelo contrário. Inúmeros estudos científicos associam o aumento do consumo de carne à maior parte das piores doenças da atualidade, dentre elas o câncer. O Fundo Mundial para a Pesquisa do Câncer (WCRF) analisou 1.013 estudos sobre a relação entre o consumo de carne vermelha e o câncer intestinal, e concluiu que ingerir mais de 500g de carne vermelha por semana, *não por refeição*, aumenta significativamente o risco de câncer de cólon.

DICA DO DR. TICKELL

Nenhuma instituição dedicada ao estudo do câncer recomenda aumentar o consumo de carne vermelha. Ao contrário, todas recomendam evitá-la. Dietas que aumentam a ingestão de carne vermelha aumentam também o risco de desenvolver certos tipos de câncer. É fato. Por isso, dê preferência a vegetais, frutas, peixe e cereais integrais.

O povo de Okinawa, o mais longevo e saudável do mundo, não faz dieta de proteínas e carboidratos ("carb", em inglês, um termo tão artificial quanto as dietas ricas em proteínas e pobres em carboidratos; muffins, donuts e outros *carbs* simples não contêm água, ou seja, hidrato zero). Os okinawenses comem com moderação alimentos de verdade, simples e autênticos, com ênfase em frutas, vegetais, peixe e cereais integrais. Está na hora, portanto, de você seguir o manual okinawense e retornar aos básicos – básicos e bônus.

Básicos e Bônus

Alguns nutricionistas classificam os alimentos em quatro grupos, outros em cinco, mas eu só reconheço *dois*: os Alimentos Básicos e os Alimentos Bônus.

Os Alimentos Básicos são os vegetais (plantas): verduras, legumes, leguminosas, frutas, cereais, nozes (oleaginosas) e sementes.

Os Alimentos Bônus são os não vegetais (não plantas): carne vermelha, queijo, sorvete, chocolate, peixe. O melhor Alimento Bônus para consumo humano é o peixe. Os okinawenses comem peixe todos os dias – até os 80, 90, 100 anos de idade.

Mas peixe contém mercúrio!, dizem seus críticos. Pois o povo mais longevo e saudável do planeta come peixe todo dia e nenhum de meus colegas médicos jamais viu por lá um caso de envenenamento por peixe contaminado com mercúrio! Um maço de cigarros contém, provavelmente, mais metal pesado do que um tubarão.

A melhor coisa do meu programa é que não estou preocupado com o que você come. Você pode comer o que quiser, inclusive Alimentos Bônus – desde que com *equilíbrio* e *moderação*.

Quem se alimenta com um único tipo de comida em detrimento de todos os outros é um fanático que provavelmente não tem amigos, não é convidado para jantar fora e periga se tornar um pária social. Onde está o equilíbrio? Onde está o pêndulo? Se você é um ocidental típico em matéria de alimentação, seu pêndulo deve estar bastante inclinado para o lado do Bônus, mas deveria estar para o lado do Básico.

Os franceses – que não são o meu exemplo favorito de adesão à alimentação natural – têm em seu idioma uma bela expressão, "*joie de vivre*" ("alegria de viver"), que combina maravilhosamente com a alimentação. A boa comida é uma das grandes alegrias da vida. Dignifica reuniões de família e todo tipo de encontros e celebrações. Se você quer comer carne, vá em frente: coma um pouco de carne de vez em quando. Carne vermelha contém proteína, ferro e vitamina B12, coisas difíceis de se obter em outros alimentos. A carne pode ser boa para você – desde que ingerida com moderação, o que significa uma ou duas vezes por semana, no máximo três.

Mas e aqueles enormes pedaços de queijo saturados de gordura animal que gruda nas paredes das artérias? Quanto menos, melhor, eu respondo. Pense nesta regrinha básica: quanto mais gordura em seu prato, mais gordura em suas artérias! Mas se você só come queijo de vez em quando, não se preocupe: é tolerável uma ou duas vezes por semana – em nenhuma hipótese mais do que três. O mesmo vale para o chocolate. Um ou dois pedacinhos de chocolate amargo toda noite dá um reforço de serotonina e endorfinas. Simples, não? E muito melhor do que torta de maçã. Aliás, em vez da torta, dê preferência à maçã: menos farinha, menos gordura, menos açúcar. O mais simples é quase sempre o melhor, especialmente quando se trata de nutrição.

Quatro Regras Simples de Nutrição do Dr. John

Regra 1: Básicos e Bônus

Os Alimentos Básicos, como vimos, são todos vegetais. Os Alimentos Bônus, não. Consuma à vontade os Básicos e curta os Bônus com moderação. Leve o seu pêndulo alimentar de volta aos Básicos.

Regra 2: Dois Terços, Um Terço

Para reforçar o sistema imunológico e reduzir o risco de infarto do miocárdio e de câncer de mama, cólon e próstata, dois terços da sua refeição devem conter alimentos de origem vegetal. Em outras palavras, pelo menos, dois terços da sua dieta devem ser Alimentos Básicos. Dois terços Básicos, um terço Bônus.

Autorizado pelo Dr. John a comer um Alimento Bônus, você decide ir a um restaurante esta noite e pede ao garçom um belo bife "ponto pra mal e bem suculento". Quando vem o prato, no entanto, você constata que o cozinheiro infringiu a regra: vieram três quartos de Alimentos Bônus e apenas um quarto de Alimentos Básicos. Ironicamente, muitos restaurantes cobram por bons acompanhamentos vegetais.

Compare, agora, a imagem do prato acima com o modo okinawense de se alimentar. Seus pratos são cobertos de verduras e legumes (vegetais), com um pouco de arroz e uma pequena porção de carne, geralmente peixe ou frango. Os okinawenses observam criteriosamente a regra: dois terços de Alimentos Básicos, um terço de Bônus.

[Magro em Proteína]

Os mais jovens costumam dizer: "Está bem, doutor, mas e a proteína? Eu quero ter muito músculo e muita força; para isso preciso de proteína."

É verdade. Mas a carne não é a única fonte de proteína.

As proteínas são feitas de tijolinhos. Você já ouviu falar de aminoácidos? Aposto que esqueceu tudo que aprendeu na escola. Vamos recordar.

As proteínas são constituídas de 22 ou 23 tijolinhos, nove deles ditos "essenciais", que o corpo humano não é capaz de produzir. O organismo produz a maioria, mas não esses nove; nós precisamos ingeri-los nas refeições ou a cada duas ou três horas.

A boa notícia sobre a proteína de alta qualidade é que todos os aminoácidos essenciais estão presentes em um único alimento: carne vermelha, peixe, ovos, queijo ou leite. Simples assim: estão todos juntos. Por isso chamamos os alimentos que contêm os nove aminoácidos essenciais de alimentos proteicos "completos".

Os vegetarianos devem se precaver. A maioria dos vegetais contém apenas dois, três ou quatro aminoácidos essenciais – não os nove que o nosso organismo requer. Para assegurar a ingestão de todos os aminoácidos essenciais, ou seja, para juntar todos os tijolinhos na mesma refeição, os vegetarianos precisam combinar alimentos. O vegetal mais "completo" em proteínas é, provavelmente, a soja.

Não há nada de errado com os alimentos altamente proteicos – como o peixe, o alimento proteico da mais alta qualidade, na minha opinião. O problema dos alimentos proteicos completos (carne e laticínios, em especial) é que eles também contêm muita gordura.

"E os crustáceos e moluscos? Ouvi dizer que eles contêm muito colesterol."

É interessante essa questão do colesterol. Cerca de um quarto, ou um terço, do colesterol presente na sua corrente sanguínea provém de alguma coisa que você comeu. Os outros dois terços, mais ou menos, são produzidos pelo fígado. Por quê? E por que o organismo produz colesterol se é algo que não queremos ter em grande quantidade? Porque o corpo precisa dele para facilitar a digestão, produzir hormônios sexuais e criar as camadas protetoras das membranas celulares e dos nervos.

Definitivamente, um pouco de colesterol é necessário; nosso organismo não funciona sem ele. Mas o colesterol produzido pelo fígado já é suficiente. O problema é que, quando comemos gordura saturada (gordura animal), o fígado lança mais colesterol na corrente sanguínea para ajudar a digestão e o metabolismo. Ao que parece, quanto mais carne, queijo e alimentos gordurosos comemos, mais colesterol o fígado produz.

Sim, moluscos e crustáceos contêm colesterol. Mas se fizéssemos um vegetariano comer gema de ovo, ostra ou camarão (ou qualquer outro alimento rico em colesterol), o nível de colesterol em seu sangue não se alteraria significativamente. Mas quando uma pessoa que come muita carne e gordura saturada ingere alimentos ricos em colesterol, o nível em seu sangue dispara. Parece, portanto, que o problema está na combinação de gordura animal saturada e colesterol.

Para satisfazer sua necessidade de proteínas com Alimentos Bônus, você pode comer moluscos e crustáceos de vez em quando, mas deve comer peixe regularmente.

As piores carnes são, obviamente, o presunto, o salame e seus congêneres. Os embutidos são tão ricos em gordura animal que ela quase salta na sua cara. Embutidos com grandes capas de gordura vão direto para as suas artérias. Invista nas carnes magras, que não são tão nocivas: têm baixa quantidade de gordura saturada – se você separar a gordura visível. A carne vermelha tem muito ferro, indispensável ao organismo, sem falar do zinco. Via de regra, a carne proveniente de pasto é mais saudável do que a carne de confinamento.

Há quem diga que deveríamos comer mais frango. Mas o frango com pele contém mais gordura saturada do que a carne bovina ou ovina. Retire a pele, se for o caso.

Em se tratando de proteína de alta qualidade, o peixe ainda é a melhor opção, porque contém muito mais ácidos graxos ômega-3 (importantes para a saúde em geral) do que a carne vermelha e o frango. *Muito mais*.

Algumas pessoas ainda insistem em dietas ricas em proteína, mas preste atenção: nosso organismo precisa, cada vez menos, de proteínas à medida que vai chegando à meia-idade. Além disso, tenho em conta a cultura alimentar das etnias longevas e com baixos índices de câncer, doenças cardíacas e articulares. Meus heróis, os okinawenses, se alimentam de diversos vegetais, pouca proteína e pouca gordura animal.

Velhos paladinos de dietas para perda de peso como o Dr. Atkins, o Dr. Dukan e seus seguidores vêm tentando nos convencer de que dietas ricas em proteína animal e gorduras são eficazes e seguras. Mas eu garanto que a maioria dos gurus de dietas jamais foi a um país onde não existia gente gorda para vê-las comer. A dieta dessa gente esbelta e saudável consiste em uma vasta gama de alimentos vegetais, com alguma proteína (muito peixe, principalmente) e pouquíssima gordura animal. O que os gurus se esquecem de dizer é que as dietas ricas em proteína contêm muita gordura. À medida que envelhecemos, o excesso de proteína sobrecarrega os nossos rins e suga o cálcio dos nossos ossos.

É certo que as dietas ricas em proteínas e gorduras e pobres em carboidratos produzem perda de peso, porém não maior do que dietas pobres em proteínas. E, ainda que você esteja entre os 5% de adeptos bem-sucedidos das dietas ocidentais, perda de peso não é tudo. Permanece o fato de que ingerir alimentos ricos em gordura e proteínas por um longo período aumenta o risco de câncer: hoje, o maior problema de saúde do mundo ocidental. Corações partidos são relativamente fáceis de curar; câncer, nem tanto. E o que acontece, três anos depois, com os adeptos das dietas ricas em proteína? Conseguem se manter abaixo do peso?

Na Austrália, a Commonwealth Scientific and Industrial Research Organization tentou provar que dietas ricas em proteínas produzem mais perda de peso do que as pobres em proteínas. Adivinhem o resultado? Um fracasso. A pesquisa mostrou que, num período de 12 semanas, os indivíduos do grupo rico em proteína perderam 700g a mais do que as pessoas do grupo pobre em proteína, e 7kg, em média, no total. Com o meu programa alimentar pode-se perder esse mesmo peso em 6 semanas em vez de 12!

Regra 3: IH em vez de IG

Quando você ingere carboidratos, o nível de glicose em sua corrente sanguínea aumenta. Você já deve ter ouvido falar em índice glicêmico, ou IG: a medida da velocidade em que ocorre esse aumento. Dado que diferentes alimentos têm efeitos distintos sobre o nível de açúcar no sangue, o índice glicêmico indica quanto 1g de carboidrato aumenta a glicose do indivíduo relativamente ao consumo de glicose pura. Alimentos com carboidratos de decomposição lenta, que liberam glicose aos poucos na corrente sanguínea, contêm, em geral, baixo IG. De modo inverso, alimentos com carboidratos que se decompõem rapidamente durante a digestão, liberando glicose de roldão na corrente sanguínea, contêm, em geral, alto IG.

Vegetais e frutas são os melhores alimentos que existem. O que você não deve saber é que eles são quase totalmente carboidratos. As verduras e os legumes têm IG menor do que as frutas, pois liberam glicose lentamente na corrente sanguínea. Os okinawenses consomem muito desses carboidratos, razão pela qual são magros e ativos, e têm baixo risco de desenvolver doenças cardíacas e câncer. Por que você haveria de querer algo diferente?

Salvo se for diabético, você não precisa se preocupar com o índice glicêmico. Há quem fique paranoico só de ver os números – 45, 55 ou mais. Mas dê uma olhada, como quem não quer nada, nessa tabela comparativa de valores de IG para os mesmos alimentos em duas recentes dietas de grande popularidade.

	Dieta do Dr. Atkins	Dieta de South Beach
Arroz Integral	55	79
Banana	52	89
Melancia	72	103
Batata Assada	85	158
Batata-doce	54	63
Grão-de-bico	33	47
Pão Branco	70	101

Ficou confuso? Eu também.

O IG de um alimento é irrelevante na medida em que você consome alimentos com baixo índice do que chamo de IH. O que é isso? É um índice que mede a "interferência humana". Em outras palavras, meu índice IH relata o prejuízo causado pela interferência humana à comida e à bebida que você vai consumir!

Pense numa batata. Geralmente, a batata é um alimento bom e completo. Os okinawenses comem batata-doce há séculos. Mas os americanos converteram a batata inglesa em 45 palitos de batata frita! Aumentaram a superfície da batata centenas de vezes, cobriram-na de sal e mergulharam-na em gordura fervente. Interferiram na batata, com desastrosas consequências para a saúde. A batata tem IH zero. A batata frita tem IH 6, no mínimo (veremos como calcular o IH de um alimento no Capítulo 6).

Outro exemplo: a maçã. Os americanos colhem belíssimas maçãs no pomar, sem qualquer interferência humana. Mas depois levam-nas para casa, cortam-nas em fatias ou cubos e as cozinham. E mais: acrescentam farinha, gordura, açúcar e sal. E *ainda* creme de leite ou sorvete, que são altamente calóricos! Mais interferência humana, com consequências ainda mais desastrosas para a saúde.

A dieta padrão dos americanos consiste, quase totalmente, em alimentos processados e altamente refinados – com índices inacreditavelmente elevados de IH e conteúdo calórico. Neste exato momento, o americano médio deve estar pensando em seu muffin favorito. Sem problemas. Eu não quero tirar o muffin do americano. Só quero que ele dê uma ou duas mordidas e jogue fora o resto. "Mas, doutor, um muffin custa 4 dólares. Eu não posso *jogar fora* um pedaço." Ora, ele custou 4 dólares quer tenha sido comido inteiro ou só um pedaço. É pensando em seus dólares não desperdiçados que os americanos vão contraindo doenças e tendo problemas de saúde cada vez mais cedo na vida. Moral da história: você quer que esse excesso de calorias vá para o lixo ou para a sua barriga?

Em geral, quanto mais refinado um produto – isto é, quanto mais alto o seu quociente de interferência –, mais rápido ele entra na corrente sanguínea, obrigando o pâncreas a produzir insulina. Muitas pessoas desenvolvem diabetes tipo 2 (a do adulto) por causa desse colapso no sistema. Atualmente, a doença vem atingindo nossos filhos com frequência cada vez maior! O diabetes do adulto se tornou infantil! E de quem é a culpa? Embora minha mãe costumasse me mandar "raspar o prato", tenho certeza de que ela não faria o mesmo hoje, considerando o tamanho das porções servidas por aí (criança deve comer em prato infantil).

É óbvio que o alimento refinado – com mais interferência humana – tem um bocado de culpa no cartório: os países onde mais se consomem alimentos refinados têm, de longe, os maiores índices de diabetes.

DICA DO DR. TICKELL

Pais e avós são os melhores exemplos para filhos e netos. As crianças não costumam fazer o que nós ordenamos. Elas imitam. Nossos filhos têm 80% de chance de ser como nós (pai e mãe). Não se esqueça de dar o exemplo. Ame, Ria e Coma bem até os 100, que você ajudará seus filhos a fazer o mesmo.

Contar calorias não funciona a longo prazo. Mas *comparar* calorias, sim – quero dizer, comparar as calorias de vários tipos de refeição para compreender que ingerir bons alimentos, com baixo IH, é ótimo para a saúde, e ingerir alimentos ruins, com alto IH, é péssimo.

Comparemos uma refeição para viagem e uma refeição saudável:

Um hambúrguer grande com um pacote médio de batatas fritas e um milkshake ou refrigerante contém cerca de 1.000 calorias. Um frango frito com batatas fritas e um refrigerante contém mais de 1.000.

Uma tigela de salada e uma fatia de pão multigrãos, ou uma torrada, com algumas gotas de azeite de oliva contêm cerca de 300 calorias. Uma porção de feijão com tomate na torrada contém cerca de 220.

> Uma tigela de sopa de legumes com uma fatia de pão de soja com linhaça contém 220 calorias.

A diferença? Cerca de 700 ou 800 calorias diárias, ou mais de 32kg por ano, entre almoçar um fast-food e uma alternativa mais saudável.

Outra comparação:

> Uma porção grande de batatas fritas contém cerca de 400 calorias.
>
> Uma batata assada média com creme de leite contém 150 calorias (menos de 150 com creme de leite de baixa caloria).
>
> Uma concha de purê de batata contém 40 calorias.

E os petiscos?

> Um pacote de batatas fritas com sal e tempero contém cerca de 500 calorias.
>
> Uma fatia de cheesecake contém cerca de 380 calorias.
>
> Um donut contém cerca de 340 calorias.
>
> Um muffin contém cerca de 220 calorias.
>
> Uma lata de Coca-Cola contém cerca de 160 calorias!

Compare, agora, com essas opções mais saudáveis:

> Uma tangerina contém cerca de 30 calorias.
>
> Uma fatia de torrada com tomate contém cerca de 40 calorias.
>
> Um punhado de amêndoas contém cerca de 80 calorias.
>
> Dois talos de aipo molhados em pasta de grão-de-bico contêm cerca de 40 calorias.
>
> Uma porção generosa de iogurte light (450g) contém cerca de 90 calorias.

Durante um ano, 160 calorias extras por dia podem significar mais de 7kg de peso. (Lembre-se de que 1kg de gordura equivale a 7.700 calorias.)

Regra 4: A Regra dos 15

Das nossas quatro regras, a Regra dos 15 é a que tem a maior influência na mudança do comportamento alimentar. Como ela implica uma mudança de foco, à medida que se torna a sua segunda natureza, você não só começará a ter mais energia, como também reduzirá, por uma boa margem, o risco de desenvolver câncer. Os tipos de câncer amplamente evitáveis são os de mama, intestino, próstata e pulmão. Câncer de cérebro, pâncreas e ovários são classificados como de "má sorte", embora o de ovário pareça ser menos comum em mulheres regularmente ativas e que consomem mais Alimentos Básicos do que Alimentos Bônus.

De onde eu tirei a ideia de que câncer de mama, intestino, próstata e pulmão são potencialmente evitáveis? Dos números. Como vimos no capítulo anterior, o Estudo dos Centenários de Okinawa e outras pesquisas específicas estabeleceram que 6 em cada 100 mil mulheres morrem de câncer de mama no arquipélago e 33 nos Estados Unidos.

Há quem diga que essa diferença é de natureza genética. No entanto, quando essas pessoas de baixo risco migram para o mundo ocidental dito civilizado, bastam duas gerações para que seus riscos se tornem similares aos nossos.

Em que consiste, então, a Regra dos 15? Ela estabelece que você tente comer 15 ou mais porções de vegetais variados diariamente. Não é nada demais e muito simples de fazer. Observe que não são "legumes e verduras", e sim "vegetais variados". Isto significa, sim, verduras e legumes – mas também raízes, tubérculos, bulbos, frutas, cereais integrais e oleaginosas. E observe que eu disse "porções", não "enormes quantidades" de cada um. Simples, não? Se minha filha de 13 anos pode fazer – e ela faz –, você também pode.

Eu pedi, no parágrafo anterior, que você tentasse seguir a Regra dos 15. "Tentar" é um termo infeliz, e eu deveria tê-lo evitado. Mas tive uma ideia melhor: tirar dele uma lição.

[Gordura]

A maioria das pessoas pensa que o inimigo é a gordura. A verdade, porém, é que nem toda gordura é nociva. Pessoas que fazem dieta tentam, muitas vezes, limitar sua ingestão. Por quê? Porque a gordura contém mais calorias por grama do que os carboidratos e as proteínas. Parece razoável, certo? A resposta é: sim e não.

Todas as gorduras e óleos contêm a mesma quantidade de calorias, mas as gorduras *boas*, especialmente as monoinsaturadas, ajudam o corpo a absorver nutrientes, principalmente vitaminas, e provocam reações positivas das membranas celulares. Ajudam a pele e a administração do estado de humor, e são uma importante fonte de energia. E a ciência concorda que o ômega-3 favorece o sistema imunológico.

Vejamos a variedade de gorduras encontradas nos alimentos.

Em nossa sociedade, a gordura mais comumente ingerida (a mais "popular") é a *saturada*. A gordura animal é a mais comum. A maioria dos cientistas associa o consumo de gordura saturada ao nível tragicamente elevado de doenças cardíacas nos EUA. Portanto, quanto menos, melhor. É óbvio que o povo mais longevo do planeta consome pouca gordura saturada.

Algumas gorduras e óleos vegetais são saturados também. Óleo de coco, azeite de dendê e manteiga de cacau, por exemplo, podem ter efeitos sobre o organismo similares aos das gorduras animais, embora não constituam um problema se consumidos em pequena quantidade e em estado natural.

A *gordura insaturada* é outra bastante conhecida. Ao contrário da saturada, que é sólida, viscosa e de difícil decomposição, a insaturada é oleosa, líquida e facilmente absorvível. Gorduras insaturadas são comuns em óleos de peixe, óleos vegetais (como os extraídos da semente do girassol, da azeitona e do abacate), no pescado (de cativeiro, não) e nos ovos orgânicos.

A gordura insaturada tem dois subtipos: a monoinsaturada e a poli-insaturada.

A *gordura monoinsaturada*, muito apreciada no Mediterrâneo, está presente no azeite de oliva extravirgem, na macadâmia e no abacate. Dentre todas, é a gordura mais segura. Saboreie-a!

Quase todos os óleos vegetais e de peixe são *poli-insaturados*. Tal como as gorduras insaturadas, são líquidos à temperatura ambiente – isto é, não enrijecem –, por isso viajam por nossas artérias e tecidos. Os óleos ômega-3 e ômega-6 pertencem a essa categoria. Ambos são benéficos, embora seus níveis tenham se desequilibrado bastante nos últimos tempos. Precisamos de mais ômega-3 e menos ômega-6 – este pode ser encontrado, por exemplo, nos óleos vegetais e no frango. Opte por ingerir mais óleo de peixe, de linhaça e azeite de oliva – as principais fontes de ômega-3.

Afaste-se totalmente da *gordura trans*, produto da transformação da gordura vegetal insaturada em saturada por meio da hidrogenação. O resultado é catastrófico. Este destruidor do sistema imunológico se esconde em biscoitos, bolos, pastéis, doces, salgadinhos, margarina, bolachas e na maior parte dos alimentos fritos. A gordura trans diminui o colesterol bom, eleva o colesterol ruim e aumenta o risco de câncer e doenças cardíacas.

Outro dia, um sujeito falou, orgulhoso: "Tentei ir à academia três vezes na semana passada."

Eu respondi: "Você tentou... mas, afinal, foi ou não foi?"

Ele comentou: "Na verdade, não."

Aí está: esqueça a palavra "tentar" quando se trata de administrar a si mesmo. Ou você faz ou você não faz.

Para seguir essa regra, você só precisa de duas coisas: manter uma tigela com cinco ou seis vegetais diferentes na bancada ou na geladeira e potes de azeitonas, tâmaras, mix de sementes e oleaginosas (sem sal) à mão, para petiscos ocasionais. Acredite, se você se cercar desses alimentos, irá comê-los.

Aqui vai uma lista dos alimentos sólidos e líquidos que eu costumo comer e beber para obter a indispensável variedade alimentar de que nosso organismo necessita. (Na verdade, é a lista do que eu comi ontem!)

Banana	Pão de soja e de linhaça
Cenoura	Sardinhas
Morangos	Iogurte
Café	Azeitonas
Couve-de-bruxelas	Leite de soja
Maracujá	Alfafa
Uvas	Abacate
Bife de cordeiro	Amêndoas
Cebolinha	Ameixas secas
Tangerina	Tomate
Milho	Beterraba
Framboesas	Soja
Água	Vinho tinto

Como você pode ver, são 19 Alimentos Básicos (20, contando o vinho tinto!). E eu *não* comi um abacate inteiro, sequer uma cenoura inteira, nem 20 morangos nem vários bifes de cordeiro. O segredo está nas pequenas quantidades/porções. No total, 26 tipos diferentes de comida e bebida – a maioria de origem vegetal. Você não precisa comer

> **DICA DO DR TICKELL**
>
> Prepare uma salada de frutas e guarde-a na geladeira. É preciso ter sempre uma tigela à disposição. Eu chamo isso de SF100. "Mas meus filhos não comem frutas!", você poderá estar pensando. Eles comerão se você as transformar em salada. SF100 demanda 5 a 7 minutos diários do seu tempo. Este é um dos melhores segredos da Austrália. Foi adotado por minha esposa (e melhor amiga) Sue, que está na casa dos 60 anos e (não por coincidência) tem o mesmo peso que tinha antes de dar à luz nossos quatro filhos. Faça como ela. Sem enrolação.

todos eles, mas garanto que, depois de algumas semanas, começará a expandir seus horizontes.

Lembre-se: alimentos refinados e processados não contam na Regra dos 15! *Produtos refinados não contam!* Pão branco não conta. Açúcar refinado não conta. Froot Loops não conta.

Por que não? Se a essa altura você ainda não sabe por quê, continue lendo...

Aqui vai o cardápio de um dia normal para ilustrar como é fácil cumprir a Regra dos 15. Um típico café da manhã da Sue é composto de:

½ toranja	1 pedaço de laranja
2 ameixas secas	1 fatia de melancia
½ maracujá	1 fatia de melão
1 tâmara	Suco de kiwi
1 damasco seco	6 amêndoas
1 morango	6 pistaches
1 rodela de abacaxi	1 xícara de chá

Grande parte disso provém da SF100 que mora na nossa geladeira. Preparar a salada demanda 4 minutos diários. Nossos filhos *adoram*. E os netos *também*.

É verdade que, para algumas pessoas, a rotina de Sue há de parecer um pouco exagerada. Mas nada impede você de comer cinco ou seis porções de fruta no café da manhã, com um pouco de aveia e um potinho de iogurte. (Repito: não são cinco ou seis frutas *inteiras*. Uma única fruta não tem a variedade de substâncias necessárias; invista em várias frutas).

No desjejum, variedade é o que importa. Frutas, cereais integrais e oleaginosas fazem uma grande parceria. Se quiser, e tiver ousadia suficiente para aprender com nossos irmãos okinawenses, você poderá até acrescentar pequenas quantidades de peixe, feijão e arroz. Mas se não estiver disposto a ir tão fundo, tudo bem; só não deixe de ter sempre uma tigela de salada de frutas na geladeira. Este é um bom conselho. Dependendo da estação, você consegue juntar até oito frutas diferentes, propiciando uma imensa variedade de alimentos saudáveis e deliciosos.

O almoço pode incluir uma fatia de pão de soja com semente de abóbora e – se for comer fora – uma boa salada (meia dúzia de vegetais, com um pouco de queijo e um pedaço de atum ou salmão). Se almoçar em casa, feijão e tomate no pão de soja com linhaça, e pode acrescentar quatro vegetais. Outra opção, mais simples, é uma lata de sopa de legumes – desde que não tenha um monte de sal e outros aditivos.

A essa altura, você já tem 10 dos 15 vegetais. Petiscando oleaginosas sem sal, azeitonas e tâmaras ao longo do dia, você já está quase lá: 6 + 4 + 2 = 12.

No jantar, coma um pedaço de peixe, peru ou carne magra e, no mínimo, três vegetais. "Mas geralmente temos só um ou dois", você talvez diga. Ora, tenho certeza de que a sua avó cozinhava uns cinco tipos de vegetais toda noite. Não tem nada de complicado. Sue, quando cozinha em casa, prepara, pelo menos, oito, dez vegetais de uma tacada só. Ela diz que leva o mesmo tempo que fazer grandes quantidades de um ou dois. E, pode crer, nossos filhos e convidados adoram. As famílias de hoje passam o dia tão ocupadas que preparam apenas refeições rápidas, o que significa massa com molho bechamel ou algo aquecido no micro-ondas – qualquer coisa, desde que seja rápida! Pois outra vantagem dos vegetais é que podem ser levados à mesa num instante!

DICA DO DR. TICKELL

Uma excelente frase japonesa é *Hara hachi bu*, que significa "Coma até se sentir 80% satisfeito." Coma menos e mais devagar. Há um lapso de 20 minutos entre o momento em que o seu estômago está quase cheio e o momento em que o cérebro recebe essa mensagem e toma ciência do que está acontecendo. Vá devagar. Saboreie a comida. Curta a refeição.

Nushi gusui é outra interessante frase japonesa, que significa "Deixe que a cura venha da sua alimentação e do seu estilo de vida." Toda vez que começar a se encher de doces, salgadinhos e hambúrgueres, faça a si mesmo a seguinte pergunta: Esta comida me fará bem ou mal?

Seus cheesebúrgueres com batatas fritas estão lhe fazendo bem ou mal? E essas dietas malucas ricas em proteínas, que, segundo o Fundo Mundial de Pesquisa do Câncer, aumentam o risco de câncer? Os alimentos recomendados estão lhe fazendo bem ou mal?

Se o alimento faz bem, coma. Se faz mal, evite. Quando muito, dê uma ou duas mordidas e deixe o resto no prato. Tente visualizar o dano que ele faz ao seu corpo: isso ajudará a rejeitá-lo. A escolha é sua. A decisão também. É a sua saúde. É a sua vida.

O Que Há de Errado com o Estilo de Vida Ocidental?	
Atividade Física	Somos sedentários.
Controle Mental	A vida é muito complexa.
Educação Alimentar	Interferência humana – estragamos alimentos bons.
	Comemos mais do que precisamos, gerando obesidade.
	Aferramo-nos à rotina: a falta de variedade alimentar se torna enfadonha.
	Esquecemos os Alimentos Básicos e os substituímos por Alimentos *Bônus*.

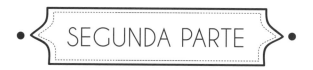

SEGUNDA PARTE

Aprendendo a Amar, Rir e Comer

Capítulo 4

Como se Manter Fisicamente Ativo

Depois de três décadas estudando padrões de comportamento, decidi aplicar ao problema da perda de peso a estratégia mais bem-sucedida em outros campos de eficiência humana. Um grande número de testes me permitiu confirmar sua eficácia. Ela não apenas funciona, como, na minha opinião, é a única maneira de perder peso e manter o resultado a *longo prazo*.

Este método infalível é chamado "escalonado": dois passos para frente, um para trás. No caso da perda de peso, o melhor método é uma ligeira variante: três passos para frente, dois para trás.

Chamo minha variante do método escalonado de Iniciar e Sustentar.

Quando um atleta atinge seu máximo desempenho, segue-se, normalmente, um período de subdesempenho. Ele não sustenta indefinidamente o seu máximo, mas consolida o nível de treinamento e esforço que o tornou possível. Só depois desse breve período de consolidação ele pode passar à conquista seguinte. Este "escalonamento" é necessário, pois o limite da tolerância humana, ou excelência sustentada, costuma ser de 21 dias. Repito: o limite temporal da tolerância humana para realizar qualquer atividade num nível máximo de desempenho é de 21 dias.

As dietas fracassam pelo mesmo motivo que impossibilita os atletas de sustentar indefinidamente o seu máximo desempenho. Em geral, as pessoas que fazem dieta acreditam poder mantê-la indefinidamente, com o mesmo nível de comprometimento e sucesso com que começaram. A inevitável consequência é vacilar – geralmente nas primeiras três semanas –, estagnar e desistir, retornando aos velhos hábitos, pelo menos durante algum tempo. O peso vai, o peso volta. *Ad infinitum*. Isso não é bom.

O método Iniciar e Sustentar é a forma mais razoável de você alcançar o seu melhor desempenho pessoal. Ele dá certo porque reconhece e leva em conta os limites da tolerância humana.

E a melhor parte é que você não precisa ser fanático por exercícios.

Geralmente, existem três níveis de atividade:

A. Fanático

B. Moderado

C. Zero (o preguiçoso incorrigível)

O nível B é uma excelente escolha. Eu espero que seja a sua. Se optar pelo nível A, significa que o veremos nos próximos Jogos Olímpicos. Mas se você tiver mais de 35 anos e optar pelo nível A, tenha muito cuidado, porque ele poderá matá-lo.

Não é preciso fazer exercícios todos os dias. Mas é uma excelente ideia manter-se ativo, de alguma forma, a semana inteira. É por isso que a seção Atividade Física é a base do meu Programa ACE.

O método Iniciar e Sustentar foi especialmente concebido para ajudá-lo a repensar qualquer programa formal de exercícios que tenha escolhido fazer.

Reflita sobre o que é mais conveniente para você e então adote a sua própria rotina de atividade física. Refletir, conscientizar-se e agir! Da próxima vez, não use o elevador, suba pela escada. Caminhe até o mercadinho da esquina para fazer suas compras. Leve o cachorro para passear. Não fique apenas assistindo seus filhos brincarem: junte-se a eles.

> **[Advertência Médica]**
>
> Os especialistas costumam dizer que é imprescindível ir ao médico antes de iniciar qualquer programa de exercícios. Mas os camponeses asiáticos vão ao médico antes de caminhar 2 quilômetros para buscar água? Ou antes de subir a montanha para pastorear o seu rebanho? Com certeza não, até porque é provável que não haja médicos disponíveis.
>
> Você vai ao médico perguntar se pode caminhar até o ponto de ônibus ou a estação de trem? Duvido.
>
> Não obstante, constitui prática médica normal – e uma imposição legal – dizer que é imprescindível fazer um checkup antes de começar qualquer programa de exercícios. Seu médico até pode achar que é perda de tempo e você, perda de dinheiro, mas é o que deve ser feito.

Volte a ser criança na praça. Arraste-se embaixo da mesa para apanhar o papel que viu caído no chão. Saia para dar uma volta e conversar com seu (sua) parceiro(a) depois do jantar. Garanto que você vai gostar do que acontece quando a atividade física se torna parte de sua vida.

Aprendendo a se Exercitar

A atividade física começa com o primeiro passo e continua com um passo de cada vez. Um clichê, com certeza. Mas clichês são clichês por uma razão: são verdadeiros. Quando o seu corpo está ativo, quando você ri, quando você ama, ele produz endorfinas, substâncias químicas opioides que fazem com que se sinta bem. Você tem, digamos, um barato natural. Uma vez em movimento, o organismo responde liberando quantidades maiores dessas poderosas substâncias que fazem com que se sinta cada vez melhor.

Caminhar é excelente, ainda mais para quem carrega uma bolsa de gordura ao redor da cintura ou das coxas. A maioria das pessoas vai para o trabalho de carro, de moto ou de ônibus. Outras vão de metrô e trem. Pouquíssimas vão a pé ou de bicicleta. E, no trabalho, passam horas a fio sentadas na frente do computador.

E a escola? As crianças ficam a maior parte do tempo sentadas também. E, para piorar, antes e depois da aula ficam sentadas na frente da televisão, do computador ou usando o celular.

Caminhar é a chave da seção Atividade Física do meu Programa ACE. Quero que você caminhe 25 minutos durante quatro ou cinco dias na semana. Não importa quais são os dias – a escolha é sua.

O importante é caminhar com energia suficiente para ficar ligeiramente ofegante. Se quiser caminhar acompanhado, ótimo. Se preferir caminhar sozinho, ótimo também. Mas não caminhe menos do que quatro dias na semana!

(Cada Vez Mais) Forte É Melhor do que Fraco

Depois dos 30, nossos músculos começam a se deteriorar. De início lentamente, porém cada vez mais rápido com o passar dos anos. O resultado é que a maioria dos ocidentais maduros são fracos.

O corpo possui 600 músculos e 180 articulações. Músculos razoavelmente fortes ajudam a aliviar a pressão sobre as articulações, uma parceria que também nos fornece mais energia. Os músculos também queimam muito mais calorias do que a gordura – razão pela qual ter músculos fortes e tonificados ajuda, de fato, a perder peso. Não é preciso ser supermusculoso. Basta que sejam fortes e tonificados.

Aos 40 anos, minha encantadora esposa Sue deu à luz nosso quinto filho, um menino saudável e robusto, hoje com 21! Uma diferença de 14 anos entre o quarto e o quinto filho não é boa para o corpo de nenhuma mulher. Mas transformar o negativo em positivo é uma das especialidades de Sue. A outra é a educação física. Ao contrário de certos instrutores, Sue fez quatro anos de faculdade, o que lhe permitiu

> ### [Como Você Viaja?]
>
> Viajar não é desculpa para relaxar na atividade física. Procure hospedar-se em hotéis próximos a praias ou parques. Uma piscina é muito conveniente também. Em vez do haltere, use como peso sua pasta ou sua mala (com metade das roupas). Flexões, abdominais e trabalho de tríceps com o auxílio de uma cadeira são bastante fáceis de fazer – não dependem de academia.
>
> Escadas de incêndio de hotéis são ótimas: se houver um incêndio, você desce por ela; se não houver, você sobe! Olhe só o que eu faço. Primeiro, verifico se a porta de incêndio fica aberta por fora para poder retornar ao interior do edifício. Em seguida, desço alguns lances para aquecer e começo a subir (não faça isso se você não estiver relativamente em forma). Depois desço pelo elevador e subo a escada outra vez. (Não desço sempre pela escada porque faz mal para a minha coluna; mas você pode fazê-lo, se quiser.) Desço, subo, desço, subo – apenas o suficiente, não até ficar exausto. Os funcionários dos hotéis devem achar que sou doido.
>
> Estando ou não em um hotel, procuro subir 200 degraus por dia, como já mencionei. Não é tão difícil quanto parece. Lembre-se: são 10 vezes 20 degraus ou 20 vezes 10 degraus espalhados ao longo do dia. O bom é que tem escada em todo lugar. (Insisto: não comece com 200 degraus. Alcance essa marca ao longo de algumas semanas.)

criar um programa simples para tonificar, enrijecer e fortalecer seus próprios músculos nos lugares certos.

"Com cinco filhos, oito netos e um emprego, sou uma pessoa bastante ocupada", lembra ela. "Se consigo passar cinco minutos exercitando meu bumbum, meus braços e minha barriga quatro ou cinco vezes por semana, todo mundo pode."

Nádegas, braços e abdome são os lugares onde costumamos acumular excesso de gordura. Então, por que não dar a eles algo de positivo para fazer diariamente? Se ficarmos parados, comendo e bebendo calorias em excesso, essas partes do corpo tenderão a se amoldar ao nosso estilo peculiar de degeneração.

O programa de Sue se concentra nessas áreas e funciona muito bem para homens e mulheres. Ele se chama BBB – Bumbum, Braços e Barriga –, e sua beleza reside na simplicidade. Tudo de que você precisa é uma salinha, um par de halteres leves e a vontade de dar um trato no próprio corpo. Combine esses exercícios com suas quatro ou cinco caminhadas semanais, aumentando gradativamente as séries de exercícios de tonificação muscular e variando as repetições à medida que progride.

Aqui vai um exemplo de como criar seu próprio programa com base no meu método Iniciar e Sustentar.

	Séries	Repetições
1ª Semana	1	6
2ª Semana	1	8
3ª Semana	1	10
4ª Semana	A seu critério.	
5ª Semana	Também a seu critério.	
6ª Semana	2	6
7ª Semana	2	8
8ª Semana	2	10
9ª Semana	Não se preocupe.	
10ª Semana	Você está indo muito bem.	
11ª Semana	2	6
12ª Semana	2	8
13ª Semana	2	10

COMO SE MANTER FISICAMENTE ATIVO

Programa de Exercícios BBB

Algumas pessoas, à medida que amadurecem, justificam todo tipo de fracasso: "Estamos todos ficando velhos, não é?" Acredito que há um pouco de verdade nisso, mas minha resposta é: ou você envelhece com elegância, ou ficará brigando com a passagem do tempo!

Sue é um ótimo exemplo da primeira opção, mas isso é consequência de uma incrível força de vontade para cuidar do corpo e da mente.

Eu até imagino você dizendo: "Ah, já tô velho e enferrujado demais pra essas coisas." Ora, Sue é uma fantástica personal trainer de 65 anos e cinco filhos, com muitos clientes já na casa dos 70 e 80. De modo que só aceitarei a sua desculpa se você estiver na casa dos 90 ou a ponto de completar 100!

Bumbum

Ponte

Deite-se de barriga para cima, com os joelhos dobrados e os pés levemente afastados. Deixe os braços estendidos no chão, junto ao corpo. Erga os quadris, tirando as nádegas do chão e retesando-as. Sustente por 2 ou 3 segundos e retorne à posição inicial.

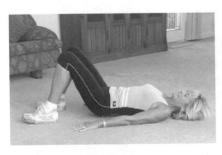
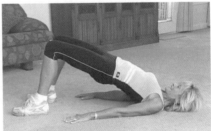

Levantamento Lateral de Pernas

Deite-se sobre o lado direito do quadril, com o corpo apoiado no antebraço. Dobre a perna direita até uma posição confortável. Levante lentamente a perna esquerda até um pouco acima da linha do quadril e baixe suavemente de volta à posição original. Repita a operação invertendo o lado.

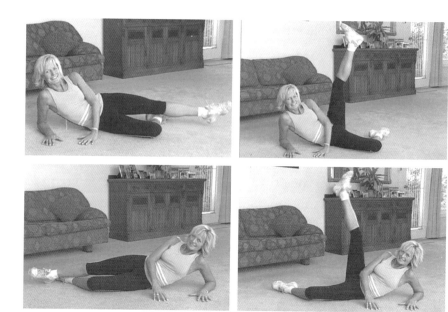

Extensão de Pernas

Ponha-se de quatro, com as costas retas. Mova o joelho esquerdo um pouco à frente e, em seguida, estique a perna para trás. Repita o movimento com a perna direita.

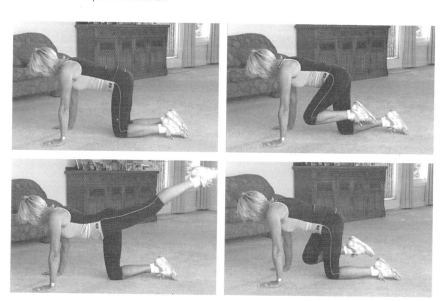

Braços

Bíceps

Fique ereto, com o pé direito um pouco à frente do esquerdo e as costas retas. Segure o haltere com a mão direita, o braço abaixado e a palma virada para frente. Mulheres devem começar com um peso de aproximadamente 3kg. Homens, com 5kg. Mantendo o cotovelo junto ao corpo, erga lentamente o haltere até a altura do ombro e retorne à posição inicial. Após as repetições requeridas, faça o mesmo exercício com o braço esquerdo.

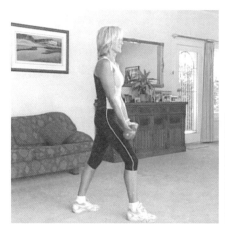 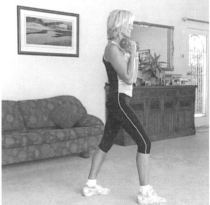

Tríceps

Sente-se numa cadeira com os joelhos dobrados a 90 graus e os pés totalmente apoiados no chão. Segurando com força na borda frontal da cadeira, deslize as nádegas à frente, para fora do assento. Com os pés apoiados e as costas retas, deixe o corpo baixar, dobrando os braços, e retorne à posição original. Iniciantes devem praticar este exercício com os joelhos dobrados. Com a prática, pode-se fazê-lo estendendo as pernas.

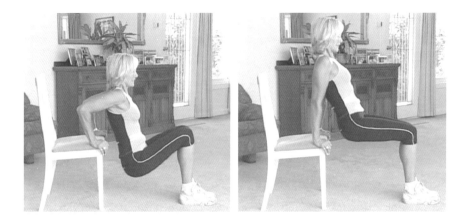

Ombros

Fique ereto, com os pés alinhados com os ombros. Segure um haltere em cada mão, com as palmas viradas para dentro, mantendo as costas retas e os braços abaixados na frente do corpo. Dobrando ligeiramente os cotovelos, levante o peso até a altura do queixo com os antebraços paralelos ao chão – como se estivesse saindo da piscina – e retorne os braços, lentamente, à posição original.

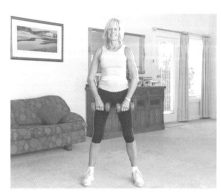
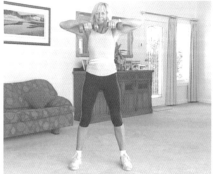

COMO SE MANTER FISICAMENTE ATIVO

Barriga

Para fazer as três modalidades de abdominal – reto, cruzado e lateral –, deite-se de costas no chão, com as pernas dobradas e os pés afastados na distância dos ombros.

Reto

Coloque as mãos nas coxas com as palmas viradas para baixo e deslize-as até os joelhos erguendo ligeiramente a cabeça e os ombros, sem tirar do chão a região lombar.

Cruzado

Estenda a mão esquerda até o joelho direito e, em seguida, a direita até o joelho esquerdo, erguendo ligeiramente a cabeça e os ombros, sem tirar do chão a região lombar.

Lateral

Estenda a mão esquerda até a parte externa do tornozelo esquerdo e, em seguida, a mão direita até a parte externa do tornozelo direito, sem tirar do chão a região lombar.

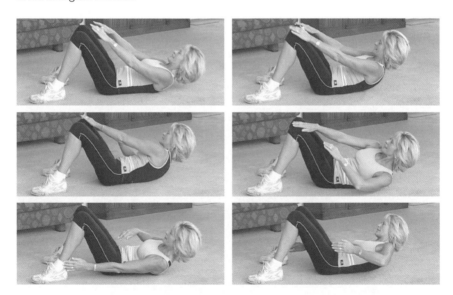

Exercícios BBB Adicionais: Seios e Peitorais

Crucifixo

Deite-se de costas com as pernas dobradas e os pés plantados no chão, ligeiramente afastados. Segure os halteres acima do peito com as mãos viradas para dentro e os cotovelos levemente dobrados. Abaixe os braços com um movimento para fora até os cotovelos encostarem no chão e retorne à posição inicial.

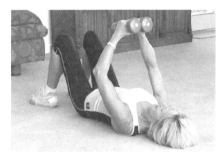 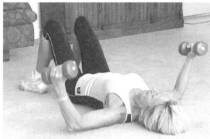

Flexão A

Fique de pé, de frente para uma parede, a uma distância um pouco maior do que a extensão do braço, com os pés juntos e plantados no chão. Apoie as mãos na parede, espalmadas e alinhadas aos ombros. Mantendo o corpo e as pernas em linha reta, aproxime o rosto e o peito da parede, dobrando os cotovelos, e retorne, lentamente, à posição inicial.

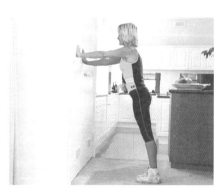 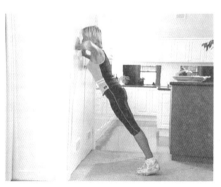

Flexão B

Repita os passos da Flexão A usando, no lugar da parede, um balcão da altura do umbigo.

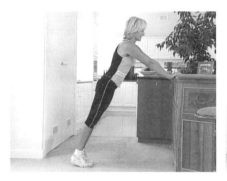
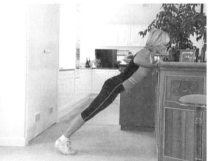

Flexão C

Ponha-se de quatro com os joelhos juntos, os braços esticados e as mãos apoiadas no chão na distância dos ombros. Abaixe o tronco dobrando os cotovelos, mantendo sempre o corpo alinhado da cabeça aos joelhos. Estique os braços para retornar à posição inicial.

Para os homens: se já está ficando fácil fazer flexões com os joelhos apoiados, passe a fazer com o apoio dos pés apenas.

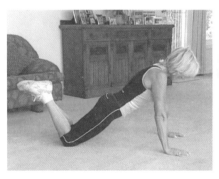
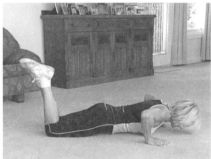

Programa OMR: Outros Movimentos Relevantes

Algumas pessoas chamam de alongamento, mas eu prefiro a expressão "outros movimentos relevantes" (OMR), fundamentalmente porque, apesar de todos os meus esforços em contrário, sou uma pessoa do tipo A no trabalho e raramente disponho de 30 minutos para me alongar. Flexibilidade é algo muito importante para quem tem propensão a dores nas costas e no pescoço. Alguns minutos de alongamento e flexibilidade são extremamente compensadores.

Faça alguns OMRs antes ou depois de caminhar, incluindo regularmente alguns movimentos de pescoço e de costas, sobretudo se você trabalha em escritório ou passa muitas horas ao volante.

Minhas filhas Anna e Amanda, fisioterapeutas altamente qualificadas, me ajudaram a reunir uma lista de OMRs.

Vamos movimentar o corpo, da cabeça aos pés, e fazer alguns movimentos.

Faça os OMRs, pelo menos, *uma vez* por sessão. Alguns são movimentos de *flexibilização*, ou aquecimento, e outros de *contensão*, o que significa manter-se na posição por cerca de 10 segundos. Vamos chamá-los de movimentos F e movimentos C.

Os OMRs se relacionam às seguintes partes do corpo:

F	C
Pescoço	Peito
Ombros	Posteriores da coxa
Laterais	Coxas/Quadris
Costas	Panturrilhas
Pés	

Exercícios OMR de Flexibilização

Pescoço

Fique ereto, com os pés afastados na distância dos ombros e os braços abaixados. Incline a cabeça lentamente para a direita, na direção do ombro. Faça o mesmo movimento para o lado esquerdo e retorne a cabeça, lentamente, para a posição inicial. Repita a série três vezes. Depois vire a cabeça para a direita, olhando por cima do ombro direito, depois para a esquerda, lentamente. Repita a série três vezes.

Vá com calma. Não vire a cabeça excessivamente e, em hipótese alguma, faça movimentos circulares com o pescoço.

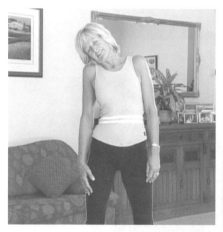
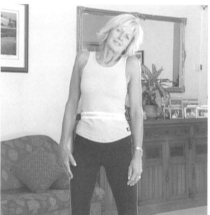
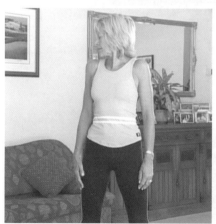
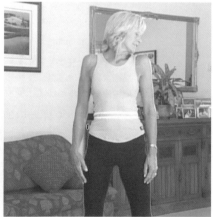

Ombros

Fique ereto, com os pés afastados na distância dos ombros e os braços abaixados. Empurre os ombros levemente para frente e para cima. Retorne à posição normal e deixe-os relaxar. Repita o exercício três vezes.

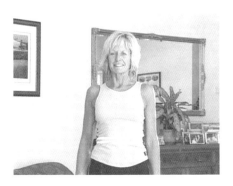

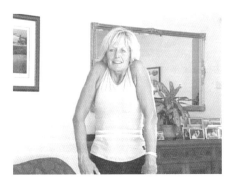

DICA DO DR. TICKELL

Sue garante que intercalar movimentos F e movimentos C é melhor do que fazer todos em sequência.

Laterais do Tronco

Fique ereto, com os pés afastados na distância dos ombros e os braços abaixados. Levante o braço direito esticado, porém relaxado, com um movimento em arco, enquanto desliza o braço esquerdo pela coxa até a altura do joelho. Retorne os braços, suavemente, à posição inicial. Repita o movimento com o outro lado. Alongue a lateral do tronco três vezes de cada lado.

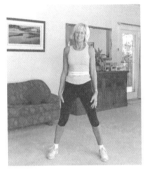
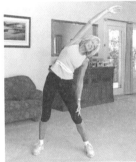
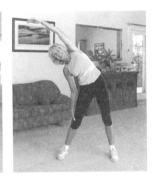

Costas

Fique ereto, de costas para uma parede e a uns 30 centímetros dela, com os pés bem plantados e afastados na distância dos ombros. Com as mãos na altura do peito, gire lentamente o tronco para a direita até elas tocarem a parede. Retorne suavemente à posição inicial e repita o movimento girando para a esquerda. Repita a série três vezes.

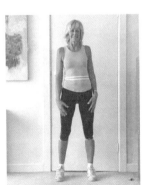
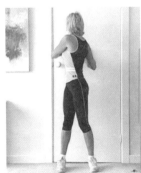
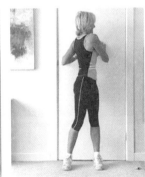

Pés

Fique ereto com a mão esquerda apoiada no espaldar de uma cadeira. Tire o pé direito do chão e faça movimentos circulares, cinco vezes em cada direção. Inverta a mão e o pé de apoio, e repita a série com o pé esquerdo.

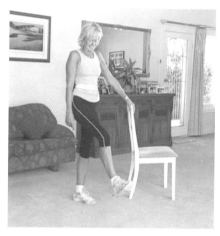
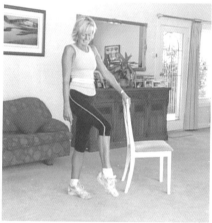
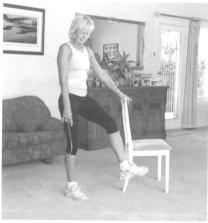
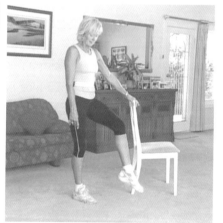

COMO SE MANTER FISICAMENTE ATIVO

Exercícios OMR de Contensão

Peito

Fique de pé na soleira de uma porta com o corpo ereto e os pés bem próximos. Coloque os antebraços em posição vertical, com as palmas das mãos abertas sobre os batentes da porta. Com uma das pernas, dê um pequeno passo à frente da linha dos ombros. Você sentirá o peito se alongar. Sustente durante 10 segundos, retorne lentamente à posição inicial e repita o movimento com a outra perna.

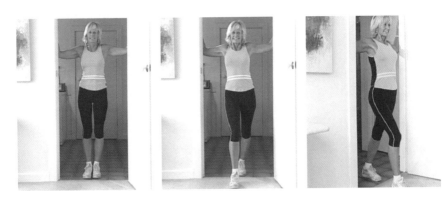

Posteriores da coxa

Fique de pé atrás de uma cadeira com as duas mãos apoiadas sobre o espaldar. Com um dos pés bem à frente, apoiado sobre o calcanhar e virado para cima, flexione lentamente a perna de apoio para a posição "sentado". Sustente durante 10 segundos, então retorne lentamente à posição inicial. Repita o movimento com a outra perna.

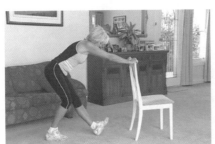 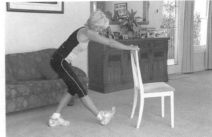

Coxas e Quadris

Fique de pé atrás de uma cadeira com a mão direita apoiada sobre o espaldar. Com ajuda da mão esquerda, dobre a perna esquerda até a altura dos quadris, pressionando o calcanhar na direção das nádegas até sentir o alongamento do músculo. Sustente durante 10 segundos e retorne lentamente à posição inicial. Repita o movimento com a outra perna.

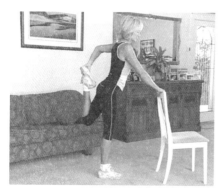
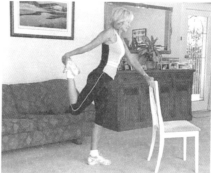

Panturrilhas

Fique de pé atrás de uma cadeira com as duas mãos apoiadas no espaldar. Coloque um dos pés bem à frente, dobrando a perna, enquanto mantém a outra totalmente estendida, com o calcanhar plantado no chão. Empurre o tronco para frente, devagar, até sentir o alongamento da panturrilha. Sustente durante 10 segundos e retorne lentamente à posição inicial. Repita o movimento com a outra perna.

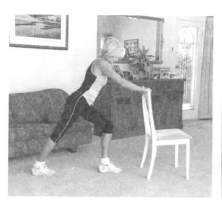
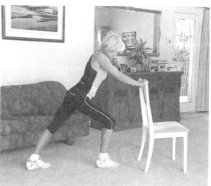

DICA DO DR. TICKELL

Toda atividade requer energia para queimar calorias. Aqui vai uma lista das calorias queimadas por atividade:

Dormir: 40-60 calorias por hora

Ficar sentado: 60-100 calorias por hora

Caminhar: 200-300 calorias por hora

Pedalar: 300-500 calorias por hora

Nadar: 400-600 calorias por hora

Correr: 600-1.000 calorias por hora

Fazer sexo ativo: 400 calorias por hora (5 min = 33 calorias)

Fazer sexo passivo: até 200 calorias por hora

Cozinhar: 100-200 calorias por hora (ficar provando acrescenta 200 calorias por hora)

Faça *qualquer* atividade cinco dias por semana. Em um ano, a gordura desaparecerá como que por encanto. Verifique, abaixo, as opções de atividade com a correspondente expectativa ANUAL de perda de peso (supondo-se 5 dias de atividade por semana):

30 minutos de caminhada: de 3 a 5kg

30 minutos de bicicleta: de 3 a 7kg

30 minutos de natação: de 7 a 10kg

30 minutos de corrida: de 7 a 12kg

O Jogo dos Pontos

Esqueça a perda de peso e concentre-se em somar pontos.

Cada ponto que você faz no Programa ACE é chamado de Viva a Vida. O objetivo é fazer cerca de 72 Viva a Vida nas semanas Iniciar. Nas semanas Sustentar, você poderá pontuar quanto quiser, mas bastará somar outros 72 Viva a Vida.

Enquanto outros programas pedem que você conte carboidratos e calorias, o Programa ACE pede que faça pontos por rir e tocar os dedos dos pés. É isso mesmo. Aqui você ganha pontos por abraçar seus filhos, amigos e entes queridos – e por se sentir preparado, motivado e capaz.

Presenteie-se com 2 pontos cada vez que caminhar e 1 a cada sessão de exercícios BBB e OMR. Ganhe também 1 ponto toda vez que seguir cada uma das Quatro Regras Simples de Nutrição (a regra Dois Terços-Um Terço ou a Regra dos 15). Aqui se ganham pontos também a cada coisa que se faz da Lista de Relaxamento (que você verá no próximo capítulo). Sim, no Jogo dos Pontos você pode ganhar simplesmente relaxando!

O que isso tem a ver com a perda de peso?
Tudo!
Faça a si mesmo, todos os dias, as seguintes perguntas:

Fiz minha caminhada hoje?

Fiz meu trabalho de tonificação muscular hoje?

Fiz meus OMRs hoje?

Fiz meu trabalho de controle de estresse hoje?

Cumpri meu programa alimentar hoje?

Parece difícil? Não. É muito fácil. Então faça!!!

Capítulo 5

Como Administrar o Estresse

Precisamos esclarecer uma coisa – algo que nem os gurus da saúde nem os especialistas em dietas percebem. Como já mencionei, você não está *sob estresse*; o estresse está dentro de você. *Pressão* vem de fora, *estresse* vem de dentro. Portanto, você está *sob pressão*, e isto causa uma *reação de estresse*, que pode ser positiva, negativa ou neutra.

O corpo humano adora reações de estresse positivas. Realizar coisas boas, como ganhar uma corrida, conseguir um emprego pelo qual você batalhou ou ter um bebê desencadeia reações de estresse positivas. Não há inconveniente nesse tipo de estresse. Mas o corpo humano não tolera reações de estresse negativas acumuladas. O resultado é perda de energia e doenças.

É a panela de pressão de que falei no Capítulo 2. Quando estiver dentro dela, contorcendo-se para suportar cada milibar de pressão adicional, nunca esqueça que a sua resposta só dependerá de você: positiva, neutra ou negativa. A escolha será sempre sua, mesmo quando as circunstâncias derem a impressão de estarem contra você.

Ainda que não lhe agrade estar sob pressão, você precisa entender que, sem ela, seja externa ou autoexercida, não se pode alcançar nada de valor. Consequentemente, é preciso aprender a gostar de pressão. Para atingir posições, subir degraus – coisas que, francamente, todos queremos –, você precisa saber conviver com a pressão. Momentos de pressão podem ser estimulantes; pressão crônica pode ser devastadora.

Pense nas válvulas de escape da sua panela de pressão: a válvula do alívio físico (caminhar, subir escadas etc.) e a válvula do alívio psicológico (ir à praia, meditar etc.). São elas que permitem que o conjunto funcione. Retorne por um minuto à figura da página 53 e veja diversas sugestões para aliviar a pressão.

Quando a cabeça começa a falhar, é porque o indivíduo fica na panela de pressão 8 dias por semana, 57 semanas por ano. É aí que o bicho pega. As válvulas de escape de que falei são as nossas saídas de emergência (ou os nossos respiradouros). Devemos usá-las sem economizar.

Quando sentir necessidade de se afastar fisicamente, abra a válvula de escape do alívio físico. O que isso significa? Espreguiçar-se. Alongar o corpo. Parar um minuto para sentar e relaxar. Afrouxar o nó da gravata, desabotoar o colarinho e respirar fundo duas ou três vezes.

> Feche os olhos por 60 segundos, pense num lugar legal e respire fundo duas ou três vezes suavemente, a começar da base dos pulmões. Garanto que com esse pequeno truque você conseguirá baixar a sua pressão arterial – e se sentir muito mais relaxado.

Aliviar a pressão, ou até sair da panela por algum tempo, gera numerosos benefícios. Os mais valiosos são:

- ★ Você começa a ver problemas e discussões sob um prisma diferente. Uma nova perspectiva pode trazer (novas) soluções.
- ★ Você relaxa e cria a fascinante possibilidade de encontrar o seu tipo *adequado* de reação de estresse.

No longo prazo, você vai precisar dedicar 1% do seu tempo para se movimentar. Insisto: pense na atividade física como uma válvula de escape da panela de pressão.

Já conversei com muitas pessoas sobre o que elas consideram a melhor maneira de aliviar a pressão e revitalizar, ou reenergizar, a mente e o corpo. O fato é que cada uma parece ter seus próprios critérios:

sair para caminhar; ir ao Jardim Botânico para respirar ar puro; visitar o zoológico; ir à igreja; ouvir música...

Todas essas maneiras proporcionam sensações maravilhosas – sem grandes esforços.

Riso

O riso é uma excelente válvula de escape psicológica em situações de pressão. Vá com calma. Não leve tudo tão a sério – a começar por você mesmo. Olhe-se no espelho, faça uma careta e ria de si próprio. Se você é tão sério que não consegue rir de si próprio, estamos com problemas.

O riso é, de fato, o melhor remédio: aumenta o tônus muscular do pescoço, do peito e do abdome, e pode reduzir não apenas a pressão arterial, como o nível de vários hormônios do estresse – efeito já demonstrado por inúmeros pesquisadores.

O riso tem, também, o poder de reforçar o nosso sistema imunológico. Ele estimula os glóbulos brancos ou leucócitos – em especial as chamadas células T, que ajudam a combater o câncer. É por isso que alguns tipos de leucócitos são, às vezes, chamados de "células da felicidade".

E, por demandar a plena capacidade dos pulmões, o riso também reduz a chance de infecções respiratórias. O indivíduo estressado só utiliza o terço superior dos pulmões, limitando a quantidade de oxigênio aportada ao sistema. Rir nos obriga a respirar fundo. E utilizar a *plena* capacidade dos pulmões é ótimo para limpar o sistema.

E tem mais: acredita-se que o riso reforça a memória e a capacidade cognitiva. As pessoas tendem a se lembrar melhor de conversas, aulas e conselhos de vida transmitidos em situações divertidas. Apresento (e pratico) esse ensinamento sempre que falo em convenções, quando dou entrevistas ou oriento sessões de terapia de grupo. Um dos meus heróis é George Burns, por causa de sua inesgotável capacidade de fazer as pessoas – e ele próprio – rolarem de rir.

> **DICA DO DR. TICKELL**
>
> Abra a sua válvula de escape física pulando corda –
> 3, 5, 10 ou 20 vezes. Não tenha medo de parecer criança.
> Tantas vezes dizemos aos nossos filhos que cresçam,
> mas, na verdade, precisamos é retornar à infância de
> vez em quando.

E o mais importante: rir é contagioso. Assim como bocejar. Quando as pessoas começam a bocejar, nós bocejamos também. E quando elas começam a rir, nós rimos também. A questão é: como você pode se ajudar a rir? Indo ao teatro, por exemplo, assistindo a uma comédia. Melhor ainda, misturando-se com pessoas que riem com facilidade. Essas situações nos proporcionam infinitas oportunidades para rir, ajudando-nos – como ajudou George Burns – a viver rindo até os 100 anos de idade.

Rir é positivo do ponto de vista médico. É positivo do ponto de vista físico. E é positivo do ponto de vista psicológico. Rir demais não faz mal nenhum. Pode-se até morrer de rir, mas, em hipótese alguma, ficar doente de rir.

Moral da história: se você não ri, sinto dizer, está ferrado.

Sessão de Relaxamento de 7 Minutos

Muitas pessoas dizem que não têm tempo para relaxar. Elas estão certas. Somos, de fato, muito ocupados. Por isso, quero apresentar a técnica de relaxamento mais eficiente e rápida que existe. Não demora mais do que 7 minutos.

Para começar, sente-se numa cadeira e tire os sapatos. Deixe as solas dos pés tocarem o chão e sinta a alteração do fluxo sanguíneo.

Feche os olhos bem devagar. Não contraia o rosto. Mantenha os olhos suavemente fechados.

Concentre-se num único som. Pode ser o tique-taque do relógio ou o zumbido do ventilador/ar-condicionado. Pode ser uma música. Meu ruído favorito para me concentrar é o da minha própria respiração. É mais simples e ajuda a me conectar ao ritmo do meu corpo.

Respire profundamente, duas vezes, usando o diafragma (a capa muscular que fica entre o peito e o estômago). Como um cantor, expanda a base dos pulmões, depois o topo. Se não teve chance de aprender a respirar à maneira dos cantores, aprenda o modo okinawense: chama-se respiração abdominal. Com a palma de uma das mãos sobre o umbigo, inspire lentamente até ele subir 5 centímetros. Depois expire, deixando o umbigo retornar à posição inicial. Respire fundo duas ou três vezes com o diafragma. Isso o ajudará a desacelerar o ritmo cardíaco e baixar a pressão arterial.

Quando estamos sob pressão, tendemos a respirar de modo acelerado e ineficiente, usando somente o terço ou a metade superior dos pulmões. Nosso ritmo normal é de 10, 15 ou 20 respirações por minuto. Quando a pressão aperta a ponto de nos deixar pilhados ou irritados, nossa respiração fica mais "rasa". O ar entra e sai, mas não recebemos oxigênio o suficiente nos pulmões porque boa parte dele se limita a subir e descer pela traqueia. Respirando com o diafragma, só precisamos de 4 a 6 inspirações por minuto, em vez de 10 a 20. Isto nos dá muito mais oxigênio por inspiração, contribuindo para o relaxamento e a redução da pressão arterial.

Agora, quero que você coloque as mãos sobre as coxas. Relaxe os braços e deixe as solas dos pés plantadas no chão. Inspire e expire, lenta e profundamente. Você vai sentir a diminuição dos batimentos cardíacos, talvez no peito ou nas têmporas.

Respire outra vez, lenta e profundamente, com o diafragma.

Contraia a perna esquerda. Retese os músculos da coxa e da panturrilha, e levante a ponta do pé dobrando os dedos com força. Sustente por 5 segundos, solte e relaxe. Respire mais uma vez, lenta e profundamente, com o diafragma.

[Pressão Arterial]

Não podemos viver sem pressão arterial. Ela nos mantém vivos. Quem não tem pressão arterial está morto.

O coração bombeia sangue para as artérias com uma determinada pressão: esta é a medida mais elevada (máxima) da pressão sanguínea, dita sistólica. Tomada à passagem do sangue, essa medida indica a pressão sanguínea quando o coração está bombeando – entre 50 e 100 vezes por minuto.

(Não confunda pressão arterial com frequência cardíaca. O coração que bombeia menos vezes por minuto há de estar, provavelmente, em melhor forma: é mais musculoso e forte, e pode bombear mais sangue por batimento; ou seja, é mais eficiente. Se o seu coração começa batendo lentamente e sua frequência dispara quando você despende energia, significa que você pode *produzir* mais energia com menos esforço. Quanto mais em forma você estiver, mais baixa a sua frequência cardíaca em repouso e mais energia você tem para gastar ao longo do dia. É uma coisa simples que muita gente não compreende: a pessoa cujo coração, na posição sentada, bate 90 vezes por minuto, não tem capacidade de produzir energia durante longos períodos de tempo. No meio da tarde já estará cansada.)

Voltando à pressão arterial. Quando o coração relaxa entre dois batimentos, a pressão cai, mas não a zero: diminui até o chamado nível diastólico, mais baixo que o sistólico. Uma pessoa treinada é capaz

---

É provável que você sinta um aumento de temperatura na sola do pé, por causa da dilatação dos vasos sanguíneos. Sua perna ficará mais pesada e relaxada.

Respire outra vez, lenta e profundamente, com o diafragma.

de distinguir os sons do coração – bombeando, repousando – com o estetoscópio. São o fluxo e o refluxo do sangue passando pelas artérias no ritmo do coração.

Uma pessoa em situação de baixo risco deve ter pressão arterial menor que, digamos, 140 na máxima e definitivamente menor que 90 na mínima. Cada décimo ou unidade acima desses níveis significa alto risco de doenças cardíacas, infarto do miocárdio e, principalmente, derrame.

Convém, portanto, que a sua pressão arterial se mantenha abaixo de 140 por 90. Evidentemente, 135 por 85 é melhor, e 115 por 75 é sensacional. A melhor maneira de reduzir a pressão arterial é ter menos vasos sanguíneos a serem irrigados a cada batimento cardíaco. Eis uma boa razão para não se deixar ficar acima do peso: cada quilo de gordura implica quilômetros (verdade!) de vasos sanguíneos adicionais. Por que adicionar quilômetros e quilômetros de dutos que obrigam a bomba a trabalhar mais forte, aumentando a pressão arterial e o risco de derrame?

Insisto: leve o seu coração para dar uma volta no quarteirão todos os dias. Suba escadas. Esqueça o automóvel. Aproveite toda oportunidade de se mover. Perdendo peso, você elimina quilômetros de vasos sanguíneos excedentes, tonifica os cerca de 600 músculos do corpo e traz a pressão arterial para a zona "saudável". Quando você tiver completado essa transformação, saberá perfeitamente de tudo isso. E se sentirá ótimo!

Contraia a perna direita. Retese os músculos da coxa e da panturrilha, e levante a ponta do pé dobrando os dedos com força. Sustente por 5 segundos, solte e relaxe. Sinta o calor na sola do pé.

Respire outra vez, lenta e profundamente, com o diafragma.

Sua perna ficará mais pesada e relaxada.

Agora aperte o braço esquerdo contra o corpo, contraindo o bíceps. Leve o antebraço ao peito e agarre o punho com o máximo de força. Sustente por 5 segundos, solte e relaxe. Seus dedos ficarão quentes devido ao aumento do fluxo sanguíneo.

Respire outra vez, lenta e profundamente, com o diafragma.

Agora aperte o braço direito contra o corpo, contraindo o bíceps. Leve o antebraço ao peito e agarre o punho com força. Sustente por 5 segundos, depois solte e relaxe. Sinta nos dedos o calor produzido pelo aumento do fluxo sanguíneo.

Agora são seus braços que estarão mais pesados e relaxados.

Vamos para o estômago. Empurre o umbigo contra a coluna e aperte o estômago. Sustente por 5 segundos, solte e relaxe.

Respire outra vez, lenta e profundamente, com o diafragma.

DICA DO DR. TICKELL

Sempre que vir um pedaço de papel ou lixo no chão, pegue e coloque na lixeira. Pegar coisas no chão aumenta a flexibilidade. Importante: abaixe-se dobrando os joelhos, não as costas.

Agora o pescoço. Levante o queixo. Sustente por 5 segundos, solte e relaxe.

Respire outra vez, lenta e profundamente, com o diafragma.

Você sentirá o pescoço pesado e relaxado.

Para terminar, faremos juntos a etapa olhos e couro cabeludo. Empurre a testa até as sobrancelhas e aperte os olhos o mais forte que puder. Você começará a ver diferentes cores e formas: azul e preto, círculos e traços. Sustente por 5 segundos, solte e relaxe.

Respire outra vez, lenta e profundamente, com o diafragma.

Você vai sentir os olhos e o couro cabeludo pesados e relaxados.

Todo esse processo costuma levar de 3 a 4 minutos. Use os 3 ou 4 minutos seguintes para devanear. Deixe sua mente divagar por uma praia, um amplo gramado, uma floresta, uma cachoeira na montanha. A escolha é sua. Continue a respirar com calma, inspirando e expirando lentamente com o diafragma.

Praticar uma atividade física é tão importante quanto relaxar. Tire uns minutos para caminhar pelo escritório – 30 ou 60 segundos por hora. Acene e diga olá aos colegas. Se alguém fizer cara feia, faça-se de bobo e responda com um sorriso. Mas caminhe de hora em hora. Se houver escadas em seu local de trabalho, suba-as, desça-as, ou as duas coisas, no seu passeio pelo escritório. Leva um pouco mais de tempo, mas produz mais benefícios.

Recompensas Mentais

Recompensas mentais são coisas que você deseja muito, mas raramente se permite fazer. Por exemplo, providências que você deveria tomar em prol da sua saúde e bem-estar, mas não consegue começar.

Maníacos do tipo A não leem livros. Não compram bons romances para desfrutar um capítulo de cada vez. Não vão ao cinema. Não vão à praia. Não viajam com os amigos. Não saem aos domingos para dar uma caminhada pelo parque. Maníacos do tipo A sempre acham que não têm tempo nem paciência para essas coisas.

Mas você tem tempo, sim. Sempre há o tempo de que falei no Capítulo 2. O tempo fora da panela de pressão. Se você não der um tempo, regularmente, da panela de pressão, vai acabar cozido. Vai sofrer um infarto. Com sorte, ganhará uma dor de cabeça, não uma cicatriz no coração.

A melhor recompensa mental jamais inventada é a folga de três dias, três vezes por ano. Três dias de folga a cada quatro meses. Um total de nove dias em centenas, *só pra você*. Pode parecer um pouco egoísta, mas funciona.

Nada de trabalho. Nada de tarefas domésticas. Você tem que sair – para qualquer lugar. Separe três dias em sua agenda a cada quatro meses. O cérebro humano adora planejar coisas legais. Assim, toda vez que você se aborrecer terá algo de bom em que pensar.

Já posso até sentir a sua reação. Sempre há alguma coisa para fazer, especialmente se você é uma pessoa do tipo A. E essa técnica opera

[Preocupações]

A maioria das pessoas reage às pressões entrando no que eu chamo de túnel mental. É quando você fica pensando num espaço fechado – pensamento conservador, pouco arriscado, seguro – usando apenas 15% da sua capacidade cerebral.

Vale a pena começar, o quanto antes, a pensar lateralmente. Quando as coisas pioram e as paredes do seu túnel mental começam a te enclausurar, você precisa de um plano de emergência, uma saída. Pensamento lateral é apenas outra maneira de ver as coisas.

As crianças, quando pensam em algo, externam. São mestres em pensamento lateral – para elas, uma coisa natural. Os adultos riem do que as crianças dizem porque acham engraçado. No entanto, o enfoque delas é absolutamente normal.

Isto ocorre porque o cérebro das crianças ainda não foi moldado pelas regras sociais e corporativas que nos dão ordens o tempo todo: "faça isto", "faça aquilo". A mente das crianças é aberta, livre das cadeias da conformidade. Elas pensam para cima, para baixo e para os lados; pensam em todas as direções.

Infelizmente, essa capacidade se perde com o passar do tempo. É o que ocorre conosco, principalmente quando estamos sob pressão.

milagres até com os maníacos. Sair três vezes por ano lhe dará a chance de fazer *mais* coisas – mantendo-o pilhado nas semanas que antecedem a folga e obrigando-o a delegar responsabilidades. Quem sabe nos cinco dias anteriores você trabalhe até mais tarde ou chegue mais cedo para alguns acertos finais. Aí, resolverá tudo e irá embora. Ao retornar, descobrirá que o mundo não acabou!

Pegue uma folha de papel e trace no meio dela uma linha vertical. No lado esquerdo, escreva "ALGO A FAZER". No direito, "NADA A FAZER". Essas colunas representam o que você pode e o que você não pode fazer a respeito das coisas que o preocupam. Coloque tudo o que o preocupa atualmente na coluna apropriada. Preocupado com a carga tributária? Com a sogra? Lamento, mas você nada pode fazer a respeito. Coloque-os na coluna "NADA A FAZER". Logo você perceberá que, não tendo como resolvê-las, você consegue esquecer a maior parte de suas preocupações. Vai ter de conviver pacificamente com elas.

Uma das coisas mais incríveis do nosso cérebro são os seus compartimentos. Você pode colocar num deles as coisas a respeito das quais nada pode fazer, trancá-las ali e esquecê-las.

Dedique 20 minutos diários a pôr no papel as preocupações a respeito das quais você nada pode fazer e guarde-as – toda a coluna do "NADA A FAZER" – numa dessas incríveis caixinhas mentais.

Quanto aos "ALGO A FAZER", *faça!* Crie um plano de gestão. Resolva. E elimine-os da lista.

Por que perder preciosas horas de sua vida se preocupando com coisas a respeito das quais você nada pode fazer e outro tanto relutando em resolver aquelas que têm solução? A VIDA É PARA OS VIVOS.

Existem três tipos de folga:

O primeiro tipo é a folga egoísta, quando você sai para ficar sozinho. O segundo é a folga com o(a) parceiro(a): o casal se afasta por três dias do trabalho, dos filhos e da rotina. Escapadas desse tipo são fundamentais porque todo relacionamento é uma obra em andamento: é preciso cuidar dela o tempo todo. Estou há mais de 40 anos com a minha esposa maravilhosa, temos cinco filhos e damos essas escapadas três ou quatro vezes por ano.

DICA DO DR. TICKELL

Saia com seu parceiro ou parceira por três dias, três vezes por ano. Escolham uma praia ou montanha e brindem ao pôr do sol tomando o drinque preferido.

O terceiro tipo de folga são as férias em família: para muita gente um motivo de estresse ainda maior. Porém, como tudo mais na vida, as tradicionais caravanas familiares são uma questão de atitude. Cuide bem para que haja coisas interessantes para que todos se divirtam, e relaxe!

Horizonte

Existe uma linha parecida com o horizonte que eu chamo de Linha do Pensamento.

Se os negócios sofrem um revés ou o cachorro da família morre, a pessoa fica apreensiva, aflita, deprimida. A energia cai, a atitude azeda e ela tende a ficar pensando abaixo dessa linha.

Quanto tempo você fica assim quando as coisas dão errado? Uma hora? Uma semana? Três meses? Os vencedores, em geral, se erguem relativamente rápido. Passam 80% do tempo pensando acima da linha.

Você pensa como escolhe pensar. Sua mente é o seu melhor ativo: ela só o decepcionará se você permitir que ela o decepcione. Mantenha as preocupações ridículas trancadas em seus compartimentos mentais, para acessá-las e avaliá-las nas horas certas e ao seu critério.

Sono

O sono é mágico. Ele acontece para que o seu organismo possa se livrar do entulho acumulado e rejuvenescer.

Passamos até um terço de nossa vida dormindo. Mas esse tempo não é perdido; é tempo útil. Tempo perdido é o que passamos em filas; é o que gastamos com problemas que não podemos resolver.

Quer dizer que os milhões de pessoas insones estão em sérias dificuldades? Talvez, mas a verdade é que as que "não conseguem dormir" dormem mais do que imaginam – muitas dormem até mais do que precisam.

Não se morre de falta de sono, assim como não se morre prendendo a respiração. Se você prender a respiração, desmaiará e voltará a respirar; a pessoa mais insone do mundo sempre acaba dormindo.

O ser humano médio precisa de 6 a 8 horas diárias de sono para ter um sistema imunológico eficaz, emoções relativamente equilibradas, bem-estar físico, acuidade mental, reflexos em ordem e perfeita coordenação.

Você sabia que sono ruim pode ter ligação com excesso de peso? Muitos cientistas dizem que sim.

Pouco sono pode fazer um estrago na sua vida. Muito sono também. O que fazer para aumentar a sua chance de dormir bem?

Aqui vão algumas dicas:

* ★ Cansaço físico é melhor para o sono do que cansaço mental. Isto é *fato*! Se você passar parte do dia caminhando pela montanha com uma mochila nas costas, provavelmente dormirá *bem* à noite!

- ★ Experimente técnicas de relaxamento (meditação). Respirar lentamente é um excelente ponto de partida. Compre um bom livro sobre relaxamento e se informe.
- ★ Conte carneirinhos. Conte de trás para frente. Comece em 300 e vá na regressiva de 7 em 7: 293, 286, 279... (Se chegar a zero é porque errou; nesse caso, recomece.)
- ★ Feche os olhos e pense em coisas muito boas. Imagine uma praia paradisíaca com coqueiros...
- ★ Dê a si mesmo um prazer: uma taça de vinho pode ajudar – mas só uma!

Sol

O sol é bom para o corpo – e melhor ainda para a mente. Um bom banho de sol faz você se sentir bem, melhora o humor e ajuda o metabolismo do cálcio e da vitamina D. O mundo está cheio de gente com deficiência de vitamina D por viver escondida do sol.

Mas atenção: não pegue sol demais, principalmente se você tiver a pele clara. Entre as 10h e as 14h, os raios são mais fortes. Não recomendo fugir do sol, mas *evite* queimar a pele sob o sol quente. Lembre-se: moderação em tudo. Se você apresenta manchas e sinais que mudam de forma e cor, vá ao dermatologista. *Já!*

Imagine se todo mundo tivesse pele de pêssego. Seria, digamos, enfadonho. Eu particularmente não me incomodo com uma ruguinha aqui, outra ali. Faz com que as pessoas pensem que sou sábio.

Vitaminas

Vitaminas são micronutrientes indispensáveis à bioquímica do organismo – essa magia que produz a energia e forma os tecidos, células sanguíneas e hormônios do nosso corpo.

Esses nutrientes, encontrados principalmente nos vegetais, são também necessários para o bom funcionamento do sistema imunológico, aumentando a resistência do organismo contra infecções e cânceres.

Vida estressante e ar poluído consomem boa parte das vitaminas que trazemos no organismo. Por isso é tão importante, para quem vive e trabalha em ambientes de muita pressão, alimentar-se muito bem. Infelizmente, é comum acontecer exatamente o contrário: quanto maior a pressão, pior a alimentação.

Há evidências de que a ingestão de suplementos nutricionais estimula o sistema imunológico e aumenta a resistência do organismo a doenças, incluindo o câncer. Os chamados antioxidantes (veremos à frente) têm a capacidade de "caçar" o excesso de radicais "livres", subprodutos indesejáveis do metabolismo que está sob pressão. O organismo de uma pessoa que se alimenta mal e é sedentária, que se preocupa, bebe e fuma demais, em suma, que controla mal as pressões da vida, produz muitos milhões de radicais livres.

Radicais livres em excesso são também produzidos por pessoas que se exercitam demais, trabalham muito e dormem mal. Agressividade e hostilidade também contam.

Seu sistema precisa de radicais livres, mas o excesso deles circulando no organismo prejudica o sistema imunológico deixando-o mais propenso a resfriados, gripes, câncer e doenças em geral. Além disso, fazem seu tempo biológico correr: você envelhece mais depressa.

Os micronutrientes devem atuar juntos, como uma orquestra. Um violinista e um trombonista não conseguem tocar uma sinfonia. Para uma apresentação perfeita, precisa-se da orquestra completa e, obviamente, de um bom maestro.

Coma, portanto, muitos vegetais, frutas, cereais integrais, oleaginosas e sementes. Quanto mais variedade – e colorido –, melhor a resposta do organismo. Os vegetais contêm, sem sombra de dúvida, muito mais micronutrientes do que as carnes. A maior evidência disso são os okinawenses, o povo mais saudável e longevo do planeta.

Relaxamento Diário

Eu tive a oportunidade de conversar com muitas pessoas bem-sucedidas sobre as válvulas de escape que utilizam para sair da panela de pressão. Aqui vai um exemplo de Lista de Relaxamento. Escolha vários itens (acrescentando os seus) e utilize-os regularmente em sua vida. Para marcar pontos Viva a Vida, você precisa fazer um ou dois deles todos os dias.

Lista de Relaxamento

- Vá a um desses lugares: montanha, floresta, praia, rio ou piscina; sente-se ou deite-se, caminhe, curta
- Assista ao nascer do sol
- Assista ao pôr do sol
- Vá ao cinema
- Tome um café com um amigo
- Sente-se ao sol
- Deite-se ao sol
- Tome uma taça de um bom vinho
- Leia um livro
- Nade no mar
- Tome um banho quente
- Acenda uma vela
- Ouça uma música relaxante
- Respire profundamente
- Faça uma sessão de massagem
- Faça uma limpeza de pele
- Planeje sua próxima folga de três dias
- Tome uma xícara de chá enquanto faz palavras cruzadas
- Feche os olhos e pense em coisas boas
- Telefone para alguém que não vê há algum tempo
- Vá à casa de um velho amigo para jogar conversa fora
- Pratique tai chi chuan

Quando tiver algum problema, lembre-se de duas coisas: deve haver mais de uma maneira de resolvê-lo... e resolvê-lo o ajudará a relaxar. Quando se deparar com um obstáculo, e a solução não estiver clara para você, pense em enfoques alternativos, peça ajuda, conselhos. As mulheres são mais propensas a pedir conselhos do que os homens; novidade...

Buscar apoio de uma forma positiva, regularmente, é muito bom. Incentivos o ajudam a se sentir bem consigo mesmo e relaxar. Mas não se esqueça de incentivar *o outro* também!

Verifique o seu tipo de personalidade: A, B ou C, talvez AB. Trabalhe isto, se necessário. Observe suas reações a pessoas e acontecimentos.

Monitore o seu nível de agressividade. Conscientize-se das circunstâncias que o irritam e de quanto tempo você precisa para se acalmar.

Pense em coisas boas e viaje mais.

Dedique mais tempo aos seus relacionamentos. Já planejou a sua próxima folga de três dias com seu cônjuge? Se ainda não, telefone agora mesmo para seu agente de viagens ou faça uma pesquisa on-line. Você ainda não sabe por que de 30% a 50% dos casamentos fracassam? Não entre para esse grupo!

Já fez seus pontos Viva a Vida de hoje por rir, abraçar, relaxar, dormir bem e ser bacana?

Se fez, sensacional. Se não, por que não começar imediatamente?

Por que isso é tão importante? Porque, se você fizer as coisas de que estamos falando, vai se sentir cada dia melhor consigo mesmo e com a sua vida.

Rotina Diária de Controle Mental	
Pergunte a você mesmo todos os dias:	
Dormiu bem à noite?	Sim
Respirou profundamente?	Sim
Riu?	Sim
Abraçou?	Sim
Fez algo de bom para alguém?	Sim
Fez outro item da Lista de Relaxamento?	Sim

DICA DO DR. TICKELL

Você controla 80% de *tudo* que acontece com você.
Isto é um fato. Mas a maioria das pessoas não se
sente responsável pela própria vida. Quando alguma
coisa dá errado, logo culpam alguém.
Assuma a responsabilidade!

Mudança de Atitude

"Atitude" é, sem sombra de dúvida, a palavra mais importante do meu idioma. E o triste é que, hoje, um número cada vez maior de pessoas vê mais o lado ruim do que o lado bom das coisas. Por que a previsão do tempo diz "parcialmente nublado" em vez de "parcialmente ensolarado"?

Ao despertar para um novo dia, em vez de celebrarmos o fato de estarmos vivos e podermos fazer coisas legais, nos preocupamos com o que possa dar errado – temporais, ventanias, terrorismo, desastres aéreos, execuções hipotecárias, falências. Como as manchetes, em geral, são negativas, precisamos ser fortes para ver o lado positivo, as coisas boas da vida. Um dos nossos maiores problemas são os jornais. Manchetes negativas vendem.

Outro grande problema são as redes sociais. Recentemente, um psicólogo descobriu que quase 50% dos comentários feitos nas redes sociais são negativos. Impressionante!

Não controlamos a nossa vida; é a nossa vida que nos controla – ou, pelo menos, assim parece na maior parte do tempo. Precisamos refletir a respeito de quem ou o que está no controle de quais aspectos da nossa vida. Nosso pensamento está sendo ditado pela TV? Pela Bolsa de Valores? Pelo *bullying* on-line? Por nossas papilas gustativas? Pelo medo?

O que faremos a respeito? Como quase tudo na vida, a primeira coisa a fazer é nos olharmos no espelho. Somos responsáveis pelo que acontece em nossas vidas. É preciso mudar de atitude, e de um modo simples: não queremos nos sentir confusos durante esse momento de transição.

Romper o círculo vicioso não é difícil. Trata-se apenas de optar por uma vida melhor e mais positiva.

Capítulo 6

Como se Alimentar Corretamente

Não dê ouvidos ao que as pessoas dizem sobre o que você não deve comer e, principalmente, sobre o que deve comer. Comer é simples: tudo o que você precisa fazer é... a coisa certa! Fique esperto e siga as regras, porque a sua "máquina" depende de você.

Como expliquei no Capítulo 3, a máquina humana pode viver uma vida longa e saudável somente ingerindo Alimentos Básicos, ou seja, vegetais, frutas, cereais integrais, oleaginosas e sementes, com um toque ocasional de carnes e outros Alimentos Bônus. O que não pode acontecer é a máquina humana viver uma vida longa e saudável somente à base de carnes e outros Alimentos Bônus – ainda que se possa perdoar a pessoa que pensa assim. Afinal, não foram poucos os especialistas em dietas ricas em proteína que o proclamaram em seus trabalhos.

Os vegetais (Alimentos Básicos) contêm milhares de micronutrientes que fazem a máquina humana trabalhar maravilhosamente bem. Sabemos pelos nossos amigos okinawenses que os melhores alimentos produtores de endorfinas são os vegetais. Alguns Alimentos Básicos, como o brócolis e o mirtilo, têm uma incrível quantidade de micronutrientes, em especial antioxidantes. (Mais informações sobre esses chamados superalimentos no próximo capítulo.)

> **[Os 10 Alimentos Favoritos do Povo Mais Longevo do Planeta]**
>
> Arroz
> Peixe
> Soja
> Goya (espécie de abobrinha)
> Batata-doce
> Tofu firme
> Pasta de missô e missoshiro
> Algas
> Shiitake
> Chá de jasmim

Muita gente costuma perguntar o que é um antioxidante. Para responder, eu parto da palavra "oxidação", um parente próximo que designa o processo de envelhecimento – de enferrujamento, mais precisamente. Quando você corta uma maçã e deixa a polpa exposta ao ar, de que cor ela fica? Marrom. Ela enferruja! Oxidação é o nome desse processo. É isso que acontece conosco quando envelhecemos – a gente *enferruja*. E enferrujar nos faz envelhecer ainda mais depressa.

*Anti*oxidantes são substâncias químicas existentes nos alimentos naturais – isto é, nos alimentos não processados e não refinados, como espinafre, brócolis e frutas silvestres – que combatem o processo de oxidação. Os cientistas dizem que o mirtilo tem mais antioxidantes do que qualquer outro alimento no mundo. Os antioxidantes vêm associados a fitoquímicos (mais informações no próximo capítulo) anticancerígenos que ajudam a desacelerar o processo de envelhecimento combatendo o enferrujamento das células. Não é por acaso que os okinawenses, o povo mais longevo do mundo, se alimenta de itens básicos ricos em antioxidantes, ao passo que nós, ocidentais, só pedimos esses alimentos ocasionalmente, como acompanhamento.

Os Alimentos Bônus, por outro lado, não apenas contêm muito menos nutrientes, como vêm com montanhas de aditivos. Nós, humanos, temos o péssimo hábito de estragar os alimentos. Não era assim, mas hoje parece ser a regra. E isso não é nada bom. Nada bom mesmo.

Podemos traçar uma linha vertical no meio de uma página em branco e classificar em duas categorias principais – Antes de Colhidos ou Abatidos e Depois de Colhidos ou Abatidos – as maneiras como os Alimentos Bônus são objeto de interferência humana. Os *Antes* mais óbvios incluem coisas como antibióticos, esteroides, hormônios e pesticidas, entre centenas, senão milhares, de outras substâncias químicas. Os *Depois* incluem aditivos químicos, conservantes, corantes, sal, açúcar e aromatizantes artificiais – para não mencionar métodos de preparo como radiação por micro-ondas e fritura por imersão.

A interferência humana – medida pelo índice IH já mencionado – converteu uma grande quantidade de alimentos naturais em alimentos não tão naturais.

Como já foi dito aqui no livro, existem óleos bons e óleos não tão bons. Entre os primeiros, temos o azeite de oliva extravirgem e o óleo de linhaça, embora este último não sirva para cozinhar. Eu atribuo a eles IH = 0. São constituídos de gorduras saturadas e monoinsaturadas estáveis, essenciais para a absorção da maioria dos nutrientes. A pessoa comprovadamente mais longeva do mundo, a francesa Jeanne Calment, viveu 122 anos e 164 dias. Seu segredo? "Eu comia tudo com azeite de oliva", disse ela. Usava até para passar na pele.

Óleos não tão bons são os de canola, de girassol, de milho e de cártamo, genericamente rotulados como óleos vegetais. Eu atribuo a eles IH = 1. (Para mais informações sobre óleos bons e ruins, consulte o Apêndice.)

Você acha que os okinawenses vão ao supermercado? Claro que não. Eles vão a mercados *de verdade*, onde não é necessário ler rótulos para descobrir, em enigmáticas listas de ingredientes com fórmulas químicas confusas e inúmeros corantes artificiais, o que os alimentos contêm. Vegetais, frutas e peixes não precisam de rótulo.

Fuja dos alimentos com altos índices de IH, principalmente os processados e as frituras por imersão. Comece a comer alimentos com baixo IH – quanto mais baixo, melhor.

Como já foi dito, isto aqui não é física quântica. Ninguém precisa computar gramas de carboidratos e calorias nem se pesar todos os dias. Não é sobre perder peso. É sobre vencer. E como é que as pessoas que vencem na vida chegam ao topo? Usando o cérebro. Você só precisa pensar. Quando começar a pensar, começará a vencer.

> Eu não vou lhe dizer o que comer. Você pode comer o que quiser. Quero apenas que *pense* a respeito do que está comendo. Quero que reflita sobre a razão de precisar comer um doce inteiro em vez de apenas um pedaço; de comer três biscoitos em vez de apenas um ou até nenhum; de comer duas bolas de sorvete em vez de uma só (ou uma colher de sorvete de fruta) junto com a sua sobremesa de fruta fresca. Você está alimentando o seu estômago e a sua cabeça, ou somente a sua língua?
>
> Para ter certeza de que está cuidando da cabeça e do estômago, comece a beliscar – em outras palavras, comer partes de muitas coisas, várias vezes ao dia. Esta é uma ótima maneira de baixar e estabilizar a sua taxa de glicose. Mantida em níveis adequados, é ela que sustenta a sua capacidade mental e a sua energia ao longo do dia.
>
> O modo de vida americano gravita ao redor de duas ou três grandes refeições. Estudando, porém, o modo de vida de gente sábia que vive mentalmente ativa até os 90 ou 100 anos, nos deparamos com o

Pense e Vença

A coisa é simples. Você vai aprender rápido. Vou iniciá-lo com diretrizes gerais, acompanhadas de exemplos específicos. Em poucos dias, você será capaz de determinar o índice IH de todo tipo de alimento, seja Básico ou Bônus.

É preciso, antes de tudo, dar crédito à natureza por ter criado tantos alimentos saudáveis. Significa começar pelo IH = 0, que indica um alimento realmente integral e completo.

De zero, eu começo a aumentar. Percorro mentalmente uma lista das intervenções que possam ter acontecido com o alimento Antes de Colhido ou Abatido e acrescento 1 ponto de IH a cada uma delas. Então, penso no que possa ter ocorrido com ele Depois de Colhido

---

hábito de beliscar, ou seja, comer pouco e com frequência. Você pensa: "Ah, doutor, isso é impossível! Eu saio para almoçar, para me afastar do escritório, e faço uma boa refeição com uma taça de vinho para relaxar. Depois do trabalho, volto para casa, desfrutamos um belo jantar, tomamos vinho e vamos para a cama."

O que você faz com as suas calorias quando vai pra cama? Dormindo você só queima 50 ou 60 calorias por hora. Desperto, ou sentado à sua mesa de trabalho, queima de 90 a 100 calorias por hora – o que não é grande coisa, mas é um pouco melhor. Então, para que comer tanto no fim do dia? A melhor maneira de regular a sua taxa de glicose é ter em mente o velho ditado: "Tome o café da manhã como um rei, almoce como um príncipe e jante como um plebeu." É o exato oposto do que costumamos fazer: não tomamos um bom café da manhã, almoçamos mal (muitas vezes, um sanduíche com acompanhamento seguido de doce e café) e nos entupimos de calorias à noite.

ou Abatido e repito a operação. Finalmente, decido se vou ou não comê-lo e, se sim, quanto – se todo ele ou só um pouco.

Eu costumo fazer isso com tudo o que como, com uma grande exceção: fritura por imersão. E por este tipo de fritura não acrescento 1 ponto: eu *dobro* a pontuação de cada intervenção. Em outras palavras, se um alimento tem IH = 4 antes do cozimento, atribuo IH = 8 se for frito por imersão. Isso mostra quão assustadoramente ruim é a fritura por imersão. O índice de interferência humana do alimento frito é duas vezes maior do que o do alimento propriamente dito, que talvez já seja bem ruim.

É isso. Simples, não é mesmo? Pense nos alimentos um por um e depois na refeição como um todo. Pergunte a si próprio se ele atende às Quatro Regras de Nutrição apresentadas no Capítulo 3. Recapitulando:

Regra Nº 1: Básicos e Bônus

Classifique os alimentos em Básicos e Bônus. É fácil: vegetal ou não vegetal.

Regra Nº 2: Dois Terços, Um terço

Dois terços de sua refeição, *no mínimo*, consistem de Alimentos Básicos? É fácil também. Considere uma refeição composta de peixe e salada, ou vegetais com fritas. A salada e os vegetais são Básicos; o peixe é Bônus, mas um bônus excelente devido ao alto conteúdo de ômega-3 e baixo IH. A batata frita, tecnicamente, é um vegetal, mas não se entusiasme: pense no que os humanos fizeram com a batata para transformá-la em *fritas* – decididamente um alto IH. Por isso, vou comer apenas 6 unidades em vez de 30 ou 300.

Regra Nº 3: IH em vez de IG

Minha refeição tem baixo IH? Com certeza. A batata foi totalmente arruinada pelo IH, mas, como só estou comendo um pouco, ela não detona minha refeição.

Regra Nº 4: A Regra dos 15

Esta refeição está contribuindo para o meu consumo de 15 vegetais diários? Sim.

A única decisão difícil é: eu posso evitar as 294 batatinhas fritas?

Sim, eu posso. Basta visualizar o que elas fariam no meu corpo, nas minhas engrenagens. Não vale o risco.

DICA DO DR. TICKELL

O órgão mais importante do corpo para a perda de peso é aquele que fica entre as orelhas. Pessoas que fazem dieta costumam ter a mente focada no lugar errado; é melhor pensar com a cabeça, não com o paladar ou o estômago. Faça a felicidade de seu estômago e suas papilas gustativas mantendo seu cérebro feliz.

A Tabela de IH

Interferência Anterior à Colheita ou Abate

Para determinar o IH de um alimento, atribua 1 ponto a cada uma das seguintes formas de interferência humana anterior à colheita ou abate:

- Tratamento químico, como esteroides, antibióticos, fertilizantes e pesticidas
- Fatores de crescimento artificial, como luz, calor e alimentação não natural
- Geneticamente modificado (GM)

Interferência Posterior à Colheita ou Abate

Agora, ajuste o IH atribuindo 1 ponto para cada uma das seguintes formas de interferência humana posterior à colheita ou abate:

- Refinado
- Processado
- Conservantes artificiais
- Corantes

- Aditivos
- Sofreu subtração
- Embalado
- Armazenado por longo tempo
- Descascado, fatiado, picado, amassado, triturado
- Salgado (não tem problema ser apimentado)
- Açucarado
- Banhado em óleo
- Cozido demais
- Acompanhado de molho

Exceções

Alimentos embalados

- Não atribua ponto à comida congelada. É correto considerar IH = 0.
- Alguns alimentos básicos embalados ou enlatados passam – por exemplo, cereais integrais e sopas de legumes.

Óleos

- Não atribua ponto por um pouco de azeite de oliva, óleo de linhaça ou óleo de soja; IH = 0 está bem para pequenas quantidades.
- No caso dos óleos sólidos, como canola cremosa, atribua IH = 1.

Modos de cozimento

- Não atribua ponto por cozimento leve no vapor, na panela wok e no cozimento rápido em água fervente; IH = 0 me parece bom. Quanto ao micro-ondas, não atribuo ponto por uma rápida aquecida; fico com IH = 0. Mas deixo a seu critério.
- Meus IHs para modos de cozimento são:

Ligeiramente cozido no vapor	0
Ligeiramente cozido na panela wok	0
Cozido rápido em água fervente	0
Cozido no micro-ondas	0-1
Grelhado	1
Fervido	1
Assado no forno	1
Assado na panela	1
Defumado	1
Na brasa/carvão	2
Frito por imersão	Dobre o IH!

Líquidos

- Água tem IH = 0.
- Chá verde e chá preto têm IH = 0.
- Não atribua ponto para até 2 xícaras de café por dia.
- Não atribua ponto por alguns goles de leite desnatado ou qualquer quantidade de leite de soja não GM.

Molhos

- Atribua 1 ponto para qualquer molho, exceto (um pouco de) azeite de oliva e vinagre.

Logo você saberá avaliar um alimento em poucos segundos. Ele pode ser bom, não tão bom ou péssimo para a sua saúde. Não é tão importante calcular *precisamente* o IH do alimento.

Vejamos alguns exemplos da vida real.

Exemplo 1: Uma Maçã

Pode ter sido pulverizada com agrotóxicos, o que significa que precisa ser lavada. É provável que tenha amadurecido naturalmente, à luz do sol.

Neste estágio, o IH da maçã é próximo de 1.

Percorrendo a escala do não tão bom, a progressão continua:

> Maçã colhida, lavada e comida inteira: ainda IH = 0
>
> Maçã colocada na torta da vovó (com grandes pedaços de maçã e um pouco de massa): maçã descascada e cozida no vapor (IH = 1); adição de açúcar (IH = 1); massa feita com farinha refinada (IH = 1). Total: IH = 3
>
> Maçã no pão doce com pedaços de maçã cozida (IH = 1), grande quantidade de açúcar (IH = 1), farinha refinada (IH = 1) e gordura trans (IH = 1). Total: IH = 4 ou mais
>
> Maçã em torta de maçã de fast-food: descascada, amassada, açucarada e preparada com farinha refinada: (IH = 4); este número dobra se for frita. Total: IH = 8!

Exemplo 2: Uma Batata

Vamos fingir que ela foi cultivada sem interferência humana: IH = 0

O que fiz com ela? Descasquei, fatiei, piquei ou amassei: IH = 1

O que acrescentei? Sal e manteiga: IH = 2

Como a cozinhei? Assei com azeite de oliva: IH = 1

Total: IH = 4

Se eu estivesse avaliando batatas fritas, teria dobrado o IH devido à fritura por imersão. O IH total iria a, pelo menos, 6, concorda?

E não se esqueça de que se trata de um alimento em *quantidade*. Há uma enorme diferença entre duas batatas e um caminhão de batatas fritas.

Lembre-se: estamos tentando não ser tão técnicos aqui. Isto não é uma prova. É uma boa maneira de se avaliar, em termos gerais, até que ponto um alimento é saudável ou prejudicial à saúde. Ou seja, se é um alimento de verdade.

O mais importante é você aprender os fatores que dão ao alimento um alto IH para começar a evitá-los.

Exemplo 3: Frango

Aqui vão algumas ideias sobre o frango:

Como ele foi criado? Provavelmente sob luz artificial: IH = 1

O que ele comia? Possivelmente ração: IH = 1

Provavelmente recebeu vários suplementos, como esteroides e antibióticos: IH = 2

O que aconteceu com ele? Foi abatido, depenado e veio em embalagem de plástico ou isopor: IH = 1

Que parte dele estou comendo?
- Peito: IH = 0
- Coxas ou pele: IH = 1

O motivo da pontuação diferenciada é que o peito é normalmente preparado em pedaços e cozido sem pele, de modo que não há infiltração de gordura durante o cozimento; a coxa, por sua vez, tem muita pele, propiciando a infiltração de gordura. (A pele do frango é *muito gordurosa*.)

Como ele foi cozido?
- Ensopado: IH = 1
- Grelhado: IH = 1
- Frito: multiplique por 2 o IH final

Ele foi requentado? IH = 1

Imagine que você está comendo uma coxa de frango com pele, frita e requentada; você a comprou em um supermercado, em embalagem de isopor ou plástico; e a ave de onde veio a carne foi alimentada com ração, sob luz artificial, e recebeu esteroides para engordar mais depressa. Eu daria a essa coxa de frango... IH = 13!

O mais indicado seria a geladeira do supermercado ter luzes vermelhas piscando à sua volta!

Percebe a situação? Não importa se você acha que o IH da sua coxa de frango é 10, 12, 14 ou 200. O importante é que esse frango requentado é um desastre.

E não esqueça que comer frango requentado é uma ótima maneira de arranjar uma boa dor de barriga (intoxicação alimentar).

Exemplo 4: Peixe

Que tipo de peixe?
- Peixe de águas geladas de alto-mar: IH = 0
- Peixe de criatório/cativeiro: IH = 2
- Crustáceo do fundo do mar: IH = 1

Como ele chegou até você?
- Direto do mercado: IH = 0
- Enlatado: IH = 0 ou 1 (a seu critério)

Como foi cozido?
- Na panela wok com óleo de canola ou levemente no vapor: IH = 1
- Na panela wok com óleo de gordura saturada: IH = 1
- Grelhado ou assado: IH = 0 ou 1 (a seu critério)
- Frito: multiplique por 2 o resultado final

O que foi acrescentado?
- Sal: IH = 1
- Molho: IH = 1
- Limão: IH = 0

Digamos que o peixe que preparamos seja um peixe de alto-mar (salmão), vindo direto do mercado, e que foi cozido numa panela wok com óleo de canola e servido com limão, salsa e cebolinha.

IH próximo de zero! Fantástico. Acrescente mais alguns vegetais, e pronto! Pode comer à vontade!

Sacou?

Eu falei que era fácil. E divertido.

Agora é com você. Toda a informação básica já está à sua disposição. Como eu disse: tudo o que você precisa fazer é *pensar e vencer*.

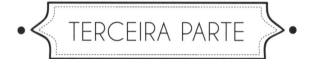

TERCEIRA PARTE

Amar, Rir, Comer… e Muito Mais

Capítulo 7

Os Superalimentos

Existem mesmo superalimentos? Folheando as revistas, encontramos anúncios de produtos que podem ser a "solução definitiva".

Minha concepção é a seguinte: sim, existem superalimentos; não, não existe *um* superalimento. Superalimentos propiciam a absorção de mais nutrientes com uma ingestão menor; mas não existe, que eu saiba, a pílula mágica. E tenho certeza de que nunca existirá.

Ingerindo uma boa variedade de superalimentos, você manda bem. Os superalimentos – assim chamados por serem fontes de proteínas, vitaminas, minerais, enzimas, antioxidantes e outros nutrientes – produzem imensos benefícios à saúde.

Os melhores superalimentos são os "verdes", isto é, os Alimentos Básicos (plantas) de que falamos no Capítulo 3. Vegetais, frutas, cereais integrais, oleaginosas e sementes contêm altas concentrações de nutrientes como vitaminas, minerais e proteínas limpas que ajudam a manter seu corpo esbelto, limpo e livre de doenças. Verduras em geral são repletas de antioxidantes – e, quanto mais escuro o verde, melhor. Outros bloqueadores de carcinógenos provêm de bulbos vegetais como o alho e a cebola. O alho é, há muito tempo, considerado um potencializador do sistema imunológico em virtude de seus compostos sulfúricos.

Resumindo: em vez de me concentrar em um superalimento específico, prefiro destacar os muitos benefícios da família dos superalimentos – isto é, dos Alimentos Básicos. Vejamos, então, o que eles têm para justificar o epíteto de superalimentos.

Antioxidantes

Antioxidantes estão na moda, e por boa razão. Parece que certos alimentos, ou certas substâncias contidas neles, têm o poder de bloquear as substâncias químicas capazes de dar início a processos cancerosos. Preste atenção ao que vou lhe dizer: ninguém começou a ter câncer na semana passada, no mês passado, do nada. A maioria das pessoas desenvolve, com bastante frequência, células que se dividem rapidamente (células mitóticas), pré-cancerosas. Cabe ao sistema imunológico eliminá-las. Se o seu sistema imunológico não for forte o suficiente para fazê-lo, elas poderão ser o começo de um processo canceroso ou de um tumor.

No Capítulo 5, apresentei o conceito de radicais livres, subprodutos do metabolismo que, embora necessários em pequenas quantidades, podem danificar sua imunidade. Os antioxidantes têm a capacidade de eliminar o excesso de radicais livres e até de reparar o dano celular. Alguns dos mais eficazes antioxidantes são a vitamina C (frutas cítricas, morango e batata), a vitamina E (oleaginosas, cereais integrais, alguns óleos e verduras/folhas verdes) e o betacaroteno (cenoura, damasco, pêssego, melão-cantalupo, batata-doce e espinafre). É incrível a eficácia potencial das frutas e dos vegetais contra os carcinógenos.

Betacaroteno

Precursor da vitamina A, ou, se preferir, forma vegetal da vitamina A, o betacaroteno é um dos principais itens da lista dos antioxidantes.

> ### [Probióticos]
>
> Nem todas as bactérias são nocivas; algumas são até benéficas. Probióticos são bactérias benéficas que habitam o intestino humano. Talvez você se surpreenda ao saber que existem de 4 a 10 vezes mais células probióticas em nosso intestino do que em todo o resto do corpo! Os probióticos ajudam a decompor e digerir o alimento, e nos protegem de organismos causadores de doenças. Dietas pouco saudáveis e excesso de antibióticos podem matar as bactérias benéficas, prejudicar a digestão e nos privar de nutrientes valiosos.
>
> Uma das melhores maneiras de abastecer seu corpo de probióticos – e eliminar bactérias nocivas – é ingerir alimentos fermentados, como o iogurte, o kimchi, o chucrute, o vinagre orgânico de maçã, o chá de kombucha, o picles e o kefir.

É encontrado em alimentos alaranjados e verde-escuros: cenoura, damasco, pêssego, melão-cantalupo, batata-doce e espinafre.

Fitoquímicos

Os fitoquímicos – substâncias químicas de origem vegetal – são compostos naturais que se supõem – ou se sabem – benéficos para a saúde humana. Eles existem em quantidades significativas nos vegetais crucíferos, na soja, na cebola e nas frutas cítricas. Crucíferos, se você ainda não sabe, são os vegetais da família do repolho: couve-flor, couve-de-bruxelas, brócolis, agrião, couve manteiga, rúcula. "Crucífero" vem de "crucifixo" e se refere às folhas e pétalas entrecruzadas desses vegetais.

Muitas pessoas dizem: "Eu não gosto de nada disso, doutor." Então eu respondo: "Pois passe a gostar! É daí que provém a força dos micronutrientes."

Pesquisas sugerem que comer diariamente alimentos ricos em fitoquímicos diminui o risco de câncer de mama e intestino, entre outros. Mas não os cozinhe demais para não destruir o indol-3-carbinol, composto responsável pela formação de substâncias anticancerígenas.

Licopeno

Estudos científicos indicam que o licopeno, um carotenoide vermelho vivo, ajuda a prevenir alguns tipos de câncer. O tomate, por exemplo, é rico em licopeno e oferece boa proteção contra o câncer de próstata, razão pela qual todo homem deveria comer tomate ou um subproduto todos os dias. (Ironicamente, tomate cozido é melhor do que cru para esse objetivo.) O licopeno é também encontrado na beterraba, no pimentão vermelho, no damasco, na melancia e em outras frutas e legumes de cor avermelhada.

[Soja, Tofu e Missô]

Há cerca de 3 mil anos, os chineses descobriram uma frutinha silvestre que chamaram de *soya*. Domesticada, a planta começou a produzir sementes maiores que se tornaram fonte de broto de feijão (moyashi), leite, molhos, farinha e óleo para cozinhar.

O tofu é um produto do feijão de *soya* – atualmente soja – que se obtém triturando, fervendo e secando a semente, depois coalhando seu leite para formar uma massa. Difundida há muito tempo, a partir da China, essa massa é hoje um ingrediente primário na produção de cheesecake, lasanha, quiche, moussaka e muitos outros pratos.

É também crescente a popularidade dos laticínios e sobremesas geladas à base de tofu e leite de soja.

A ciência garante existir uma relação positiva entre o consumo de alimentos de soja e a redução do risco de doenças cardíacas e arteriosclerose. A substituição da maior parte da nossa proteína animal pela vegetal (de soja) é definitivamente positiva para o coração e fabulosa também para o diabetes.

Tofu Firme

Denso e sólido, o tofu firme vai bem em pratos refogados, grelhados e sopas. O tofu firme é também mais rico em proteínas e cálcio do que qualquer outra forma de tofu.

Tofu Macio

O tofu macio é excelente para receitas que contêm tofu em seus ingredientes e nas sopas asiáticas.

Tofu Sedoso

Cremoso como um manjar, o tofu sedoso vai bem em todos os purês e pratos compostos. No Japão, o tofu sedoso é saboreado "ao natural", com um toque de molho de soja e cebolinha picada.

Missô

Massa rica e saborosa feita de soja cozida e um cereal fermentado – que pode ser arroz, cevada ou a própria soja –, o missô é um dos alimentos mais importantes do Japão. Rico em aminoácidos, vitaminas, minerais e enzimas ativas. O prato mais famoso é o missoshiro (entre outras sopas), mas serve também de tempero em pastas, saladas e salmouras.

Flavonoides

Flavonoides são compostos vegetais encontrados em produtos de soja, linhaça, cebola, amora, uva, maçã, brócolis e alguns chás, entre eles o de jasmim. Grupo de substâncias vegetais com reconhecidas propriedades antioxidantes, os flavonoides ajudam a combater inflamações. Feijões em geral – preto, rosa e branco – fazem parte dessa lista.

Vale notar que o risco de câncer hormônio-dependente é espetacularmente mais baixo em países que consomem grandes quantidades de produtos de soja e outros alimentos que contêm flavonoides do que nos países ocidentais. A soja e seus produtos parecem desempenhar importante papel na prevenção do câncer, especialmente de cólon, mama e próstata. Entre os produtos da soja estão: tofu, missô, missoshiro, leite de soja, farinha de soja e grãos de soja (ao natural ou assados). A soja também contém fitoestrogênio ou estrogênio vegetal.

Fibras Solúveis e Não Solúveis

Estudos já demonstraram que as fibras solúveis e não solúveis de vários alimentos baixam o nível de colesterol (solúveis) e ajudam a reduzir o risco de câncer de cólon (não solúveis).

Fibra solúvel é encontrada nas frutas, no arroz e no farelo de aveia. Fibra insolúvel é encontrada nas cascas, nos cereais integrais, no milho e em muitos outros vegetais.

[Cereais Integrais]

Além de fornecer valiosas vitaminas e sais minerais, os cereais integrais têm poderes protetores. Estudos demonstraram que as pessoas que consomem regularmente têm muito menos probabilidade de desenvolver diabetes tipo 2. Como desaceleram a taxa de absorção de açúcares e carboidratos dos intestinos para a corrente sanguínea, evitam os "picos" de glicose. Além de propiciar níveis mais saudáveis de glicose e insulina, os cereais integrais oferecem proteção para o corpo inteiro: prevenção da prisão de ventre, redução dos níveis de colesterol e diminuição das chances de formar os perigosos coágulos sanguíneos.

Os especialistas em nutrição sabem que precisamos dos *dois* tipos de fibras – solúveis e não solúveis –, ambas abundantemente disponíveis nos cereais (grãos). A fibra solúvel é encontrada principalmente na aveia, na cevada e nas frutas, ao passo que a não solúvel é comum em variedades de pães integrais, cereais integrais e biscoitos de trigo integral, além de diversos vegetais.

O consumo de cereais integrais tem sido também associado a baixos índices de vários tipos de câncer, entre eles o de mama, cólon, esôfago, vesícula, pulmão, boca, ovário, próstata e estômago. Não é apenas a fibra, mas o pacote completo de cereais integrais que contribui para o combate às células cancerosas. Além de outros fitonutrientes, os cereais integrais possuem poderosos antioxidantes que fortalecem o sistema imunológico.

Os ocidentais tendem a pensar nos cereais como alimento do café da manhã. Mas, se você for esperto, incluirá cereais integrais em todas as refeições – em sopas, pães e sobremesas.

A aveia é a líder dos cereais. O arroz também faz parte do menu diário de mais de 2 bilhões de pessoas em todo o planeta. O melhor arroz é o integral. Massas integrais estão em toda parte. A cevada é um cereal integral de sabor suave, amplamente utilizado para engrossar sopas e ensopados.

Uma coisa incompreensível em algumas das mais difundidas dietas ricas em proteína é o conselho de se eliminarem alimentos bons e saudáveis. A dieta do Dr. Atkins, por exemplo, não permite arroz nem qualquer outro grão, absolutamente nenhuma fruta, tampouco legumes e oleaginosas! Mas você pode se empanturrar de proteína e gordura animal! Que loucura!

O arroz, item básico da alimentação okinawense, é rico em nutrientes e pode ser encontrado em qualquer lugar. Considere a possibilidade de torná-lo parte importante de suas refeições, substituindo, sempre que possível, o arroz branco pelo integral, menos refinado e bem mais rico em vitaminas e fibras. Para quem tem pressa, o arroz integral de cozimento rápido funciona bem. Mas é possível preparar uma porção de arroz integral e guardá-la na geladeira por um ou dois dias. O arroz integral pode ser cozido em água ou caldo – duas vezes mais líquido do que o arroz branco – e deve ser fervido por 45 minutos.

Aqui vai uma receita de arroz integral com complementos adequados para você:

Arroz Integral com Vegetais

Serve 4 pessoas

- 1 xícara de cenoura picada
- 1 colher de sopa de óleo vegetal
- 1 xícara de cebolinha picada
- 2 xícaras de maçã picada
- 3 xícaras de arroz integral cozido
- ½ colher de chá de sal
- ½ xícara de passas sem caroço
- 1 colher de sopa de gergelim

Em uma frigideira grande, refogue a cenoura no óleo, em fogo médio, por 5 minutos.

Acrescente a cebola e a maçã. Deixe cozinhar por mais 3 a 5 minutos.

Misture o arroz, o sal, as passas e o gergelim, e cozinhe até ficar bem quente.

Superalimentos de Todo o Mundo

Ao analisarmos os hábitos alimentares de outras nações, nos deparamos com notáveis peculiaridades. A fé dos povos do Mediterrâneo, por exemplo, em dietas à base de gorduras monoinsaturadas, como o azeite de oliva, é bem documentada. Elas têm, de fato, efeitos protetores contra as doenças cardíacas e o câncer.

OS SUPERALIMENTOS

O "paradoxo francês", por outro lado, contém um aparente mistério. Embora consumam grandes quantidades de alimentos gordurosos, os franceses têm uma incidência surpreendentemente baixa de doenças cardíacas. O segredo? Provavelmente a combinação do vinho tinto com a prática do amor!

O consumo moderado de álcool pode elevar o nível do colesterol "bom", ajudando o coração, graças, em parte, à substância química resveratrol, existente no vinho tinto. Este composto aparece também em alimentos não alcoólicos, como uvas vermelhas, uvas roxas e passas (apenas as secas fora do sol).

A quercetina, um flavonoide de origem vegetal, é encontrada no vinho tinto, na cebola, no brócolis e na abóbora spaghetti (squash).

O chá verde japonês é excelente por suas propriedades antioxidantes. Os japoneses costumam acrescentar flores de jasmim.

Os esquimós carregam nos óleos ricos em ômega-3, que parecem fazer de tudo. Como já observado, esses óleos provêm de peixes de águas geladas. A linhaça e o óleo de linhaça, também ricos em ômega-3, ajudam a afinar o sangue, baixar o colesterol, combater inflamações e aliviar dores artríticas e reações asmáticas. E é possível que reduzam o risco de câncer de intestino.

Eu sei que deixei de mencionar muitos alimentos milagrosos de que você já ouviu falar, mas dei uma boa amostra. Reparou que nenhum desses supernutrientes está na carne, no queijo, no fast-food e em outros Alimentos Bônus? Reparou que todos eles provêm dos Alimentos Básicos? Interessante. Muito interessante.

Capítulo 8

Leguminosas

Entre todos os alimentos disponíveis ao ser humano, nada se compara, em benefícios para a saúde e diversidade de sabores, ao grupo das leguminosas.

Ervilha, lentilha e grão-de-bico são leguminosas, assim como a soja e todas as variedades de feijão. As leguminosas estão no topo da lista dos superalimentos. Se existe um tipo particular de alimento que pode nos ajudar a viver mais, são as leguminosas.

Se você quer baixar o colesterol, controlar (ou prevenir) o diabetes e aumentar a ingestão de vitaminas e sais minerais... coma leguminosas!

E por que razão não ingerimos mais leguminosas? Por que as pessoas dão tão pouco valor a esse alimento tão saudável?

A resposta é simples: por ignorância. Mas também por acreditar na ideia absurda de que precisamos nos encher de carne vermelha para abastecer o corpo de proteína. Fora da Ásia, da América Latina e do Mediterrâneo – onde as leguminosas nunca saem do cardápio –, poucos sabem onde comprá-las e menos ainda como prepará-las. Raros são os que conhecem as fantásticas receitas disponíveis.

Mas eu estou aqui para ajudá-lo. Vou explicar por que são o melhor alimento que existe, quais variedades você pode comprar no mercado (ou mesmo plantar) e como prepará-las.

Você verá, na seleção apresentada neste capítulo, que as receitas adoram as leguminosas.

As Leguminosas São Assim Tão Boas?

As leguminosas são mencionadas na Bíblia, mais exatamente no Livro de Daniel (Antigo Testamento).

Diz a Bíblia que, no século VI a.C., certo rei decidiu, a título de experiência, que todos os prisioneiros de uma cidade sitiada e conquistada deveriam ser alimentados, durante três anos, exclusivamente com verduras e leguminosas em vez de carne e vinho.

Decorrido esse tempo, os prisioneiros, quando levados à presença do rei, mostraram estar em melhores condições de saúde do que todos os magos e astrólogos do reino. O rei era Nabucodonosor, da Babilônia, e a cidade conquistada, Jerusalém. Daniel, é claro, foi o profeta que se aventurou na toca do leão e saiu incólume para ganhar a fama de homem mais sábio do reino de Nabucodonosor.

Vejamos outra propaganda das leguminosas. No conto árabe "*O jardim perfumado*", o xeque Nefzawi atribuiu ao grão-de-bico a incrível demonstração de masculinidade de Abu el-Heidja, que parecia ter logrado múltiplas conquistas numa frenética noite de amor "porque se alimentou de grão-de-bico e leite de camelo misturado com mel".

Sopa Grega de Feijão (Fasolada)

Serve 6-8 pessoas

- ½kg de feijão branco (deixe de molho durante a noite)
- 1 cebola grande descascada e picada
- 3 cenouras picadas
- 3 talos de aipo descascados e picados
- 1 pimenta-malagueta grande, sem sementes
- 3 tomates grandes, descascados, sem sementes, cortados em pedaços ou 1 lata (400g) de tomates descascados e picados

2 colheres de sopa de extrato de tomate
5 colheres de sopa de azeite de oliva
Sal e pimenta-do-reino a gosto, de preferência moída na hora

Escorra o feijão e coloque-o numa panela grande.
Cubra-o com água fria e deixe ferver, retirando toda a espuma.
Acrescente a cebola, a cenoura, o aipo, a pimenta-malagueta, os tomates, o extrato de tomate e o azeite de oliva, e cozinhe em água fervente durante uma hora e meia ou até os feijões ficarem macios.
Deixe esfriar um pouco. Tempere com sal e pimenta-do-reino, e sirva.

A Ciência Moderna e as Leguminosas

As leguminosas têm uma longa história. Vamos recuperá-la com a ajuda de um exemplo contemporâneo.

Sob os auspícios da União Internacional de Ciências da Nutrição e da Organização Mundial da Saúde, cientistas suecos, australianos, indonésios e japoneses relataram, em junho de 2004, os resultados de um estudo de sete anos com 785 pessoas de cinco grupos étnicos – japoneses, suecos, gregos, australianos de origem grega e australianos de origem anglo-celta –, todas na faixa dos 70 anos. O objetivo era identificar alimentos capazes de aumentar a longevidade.

As leguminosas foram o único grupo de alimentos capaz de transcender diferenças culturais e aumentar a longevidade independentemente da etnia. Os cientistas da UICN e da OMS concluíram: "O estudo mostra que maior ingestão de leguminosas é o mais importante indicador alimentar de sobrevivência entre os idosos, independentemente da etnia. As leguminosas foram associadas a culturas alimentares ancestrais, como a japonesa (soja, tofu, nattô, missô), sueca (feijão-manteiga, ervilha) e mediterrânea (lentilha, grão-de-bico, feijão-branco)."

O estudo estabeleceu também que a ingestão de maiores quantidades de gorduras monoinsaturadas, como é o caso do azeite de oliva nas culturas do Mediterrâneo, parece ter efeitos protetores contra a morte prematura, independentemente da etnia. Moral da história: use azeite de oliva para cozinhar.

O peixe também foi muito bem avaliado. O estudo apurou que o consumo de frutos do mar prolonga a vida – fato que parece estar relacionado a culturas alimentares com alto consumo de peixe, como a japonesa.

Retornemos, porém, às leguminosas. Há uma razão médica simples para seus benefícios – na verdade, múltiplas razões. Além de grande fonte de proteínas, as leguminosas são ricas em fibras – o que é bom para o intestino e para o controle do colesterol. São, por outro lado, pobres em calorias e gordura – e boas para o diabetes devido ao equilíbrio entre carboidratos e proteínas. Os carboidratos de absorção lenta das leguminosas são uma fonte estável de glicose e energia. Por fim, as leguminosas são fonte de vitaminas do complexo B, ferro, potássio e zinco.

Ensopado de Lentilhas

Serve 8 pessoas

- 1 xícara de lentilhas secas
- 4 xícaras de caldo de legumes
- ½kg de tomates descascados e cortados em cubos
- 1 cebola grande cortada em cubos
- 1 cenoura picada
- 1 maçã grande, sem casca e sem sementes, cortada em cubos
- ½ xícara de ervilhas congeladas
- 3 cabeças de alho amassadas
- 1 colher de sopa de azeite de oliva
- 4 colheres de sopa de molho barbecue
- 1 colher de sopa de páprica
- Sal e pimenta-do-reino a gosto

Coloque a lentilha e o caldo numa panela grande.
Aqueça até ferver; depois deixe em fogo brando por 20 minutos.
Acrescente o tomate, a cebola, a cenoura, a maçã, a ervilha, o alho, o azeite de oliva, o molho barbecue e a páprica, e mexa bem.
Depois de ferver por outros 20 minutos, tempere com sal e pimenta-do-reino, e sirva.

LEGUMINOSAS

Tem Que Comer Muito Feijão!

Você já parou para pensar de onde vem e o que significa a expressão "Tem que comer muito feijão!"? Ela descreve o que é preciso fazer para se atingir um objetivo que demanda muita força e energia. Não é por acaso que a palavra "feijão" é associada a "energia": é exatamente isto que você espera de uma grande variedade de leguminosas.

Vá ao mercado – um mercado *de verdade* – e pesquise a incrível variedade de leguminosas que ele oferece; compre algumas, leve para casa, prepare e coma!

Até mesmo uma latinha de feijão cozido é um ótimo petisco – frio ou quente, tanto faz.

A história mostra que os países, à medida que enriquecem, aumentam o consumo de carne vermelha e diminuem, de maneira alarmante, o de leguminosas – em detrimento da saúde de seus cidadãos. Uma lástima. Mais proteína vegetal e menos proteína animal é a coisa certa a fazer.

Sopa de Cinco Leguminosas com Pernil

½ xícara de grãos de soja

½ xícara de feijão-preto

½ xícara de feijão-fradinho

½ xícara de feijão-vermelho

½ xícara de feijão-branco

½ kg de pernil de porco

5 xícaras de água

1 folha de louro

1 xícara de caldo de galinha

1 xícara de cebola cortada em cubos

1 cabeça de alho amassada

½ colher de sopa de tomilho

¼ colher de sopa de pimenta-do-reino

½ colher de sopa de pimenta-malagueta picadinha

¼ colher de sopa de molho inglês
1 lata (400g) de tomates descascados e picados
1 cenoura média ralada

Junte os feijões e o grão-de-bico numa panela grande. Cubra com 5cm de água e deixe de molho da noite para o dia.
Retire a água, acrescente o pernil, 5 xícaras de água e a folha de louro.
Ferva em fogo brando, tampado, durante uma hora e meia.
Remova e descarte o osso do pernil, deixando a carne.
Acrescente o caldo de galinha, a cebola, o alho, o tomilho, as pimentas, o molho inglês, os tomates e a cenoura. Cubra e ferva em fogo brando por 45 minutos.
Acrescente água conforme a necessidade.
Sirva com pão quente.

Capítulo 9

Oito Petiscos Infalíveis para Amar, Rir e Comer

Volta e meia me perguntam: "Doutor, existe um jeito de parar de sentir fome?" Minha primeira resposta é que, quando o cérebro avisa que você está com fome, mais da metade das vezes você está é com sede. De modo que um copo d'água resolve. Jornais e revistas dizem que devemos beber 8 copos d'água por dia, embora ninguém saiba de onde provém tal conselho. Tem gente do interior da China que vive até os 90 anos, não bebe 2 litros de água nem nunca ouviu falar da regra dos 8 copos diários! Eles se hidratam, fundamentalmente, por meio da ingestão de Alimentos Básicos.

A maior parte do problema é criado pela língua. A fome é comandada pelo cérebro e pelo estômago, órgãos em geral facilmente saciáveis – sobretudo o estômago. Tanto faz o que você ingere, desde que ele seja alimentado três ou quatro vezes por dia. Mas as papilas gustativas são minúsculas tiranas. Nunca estão satisfeitas. Querem açúcar, sal e gordura porque foram treinadas para tal. Como você não tem papilas gustativas na cabeça nem no estômago, ao comer o quarto ou quinto tablete de chocolate você está, na verdade, alimentando sua língua.

> **DICA DO DR. TICKELL**
>
> Comida ruim é cheia de gordura para dar gosto bom.
> Mas comida ruim só beneficia a ponta da língua.
> A comida boa, por outro lado, beneficia o corpo inteiro.
> Quando você começa a comer comida boa, fica mais
> esbelto, bem-disposto e atraente.

A maioria das dietas defende que ninguém precisa beliscar, desde que coma montanhas de proteínas na refeição principal. Eu discordo totalmente. Não há nada de errado em beliscar. Os humanos sempre estavam comendo algo durante o processo de encontrar comida.

Não é bom passar fome o dia inteiro e se entupir, nas refeições, de comida pouco saudável que satisfaz momentaneamente o apetite. O segredo é, sempre que tiver fome, ingerir coisas saudáveis, gostosas e que satisfaçam. Para isso eu inventei uma lista de 8 Petiscos Infalíveis. Experimente um Petisco Infalível sempre que estiver com fome – não por estar passando na frente da geladeira ou por se sentir triste ou ansioso.

A hora do petisco costuma acontecer três vezes por dia: de manhã, à tarde e à noite. Repito: coma um petisco somente se sentir fome entre as refeições. No que se refere ao apetite, petiscos só servem para tapar buraco.

1. Uma colherada de iogurte desnatado (light)
2. Alguns goles de Iogurte Batido com Frutas (receita a seguir)
3. Uma xícara de sopa de legumes ou minestrone
4. Meia fatia de torrada de pão integral com sardinha ou atum
5. Meia fatia de torrada de pão integral com meia banana
6. Um punhado de mix de oleaginosas (sem sal)
7. Meia fatia de torrada de pão integral com homus (pasta de grão-de-bico)
8. Meia fatia de torrada de pão integral com meia lata de feijão cozido – somente os caroços.

Iogurte Batido com Frutas

2 xícaras de leite de soja ou leite desnatado
Algumas colheres de iogurte semidesnatado (light)
Frutas: banana, manga, frutas silvestres, pêssego etc.
1 colher de chá de mel (opcional)
Algumas gotas de extrato de baunilha

Bata e saboreie! Guarde o que sobrar na geladeira.

Capítulo 10

Planos Alimentares que Funcionam

Se você não tem tempo para procurar uma nova dieta milagrosa, permita-me oferecer ideias que poderão tornar mais saudável o seu esquema alimentar. Tenha em mente as principais lições aprendidas até aqui: alimentação saudável significa, em poucas palavras, priorizar os Alimentos Básicos em relação aos Alimentos Bônus e evitar alimentos com elevados índices de interferência humana (IH).

Felizmente, comer bem não significa passar fome. Os Alimentos Básicos permitem que você coma *muito mais*, em parte porque está ingerindo bem menos calorias. Um pedaço de carne gordurosa contém até quatro vezes mais calorias do que uma porção de vegetais variados de tamanho equivalente.

Neste capítulo, eu sugiro três planos alimentares com a marca AMAR, RIR e COMER. Eles ajudarão a determinar o que comer na certeza de estar ingerindo calorias e nutrientes suficientes – em suma, de estar comendo direito – sem precisar se entupir de porcarias. Você pode escolher o plano que mais lhe apetece, ou experimentar cada um deles para ter um quadro completo do programa alimentar Amar, Rir e Comer.

Plano Nº 1: Superbanana do Dr. John

A banana é um alimento natural de energia instantânea, fácil de carregar e de comer. Contém muita fibra, vitaminas do complexo B e potássio. É boa para o intestino e a função intestinal, e já vem na embalagem, pronta para levar! É ótima também para crianças. Para obter o máximo benefício deste plano, incluindo perda de peso, siga essas orientações sete dias por semana durante três semanas. Se você já está em forma e quer apenas conservar sua saúde e seus hábitos alimentares, siga as instruções três ou quatro dias por semana.

Beba dois copos d'água antes das refeições no decorrer deste programa.

Café da Manhã

Duas torradas de pão integral. Nada de manteiga, margarina ou sal. Acrescente fatias de tomate e pimenta-do-reino a gosto.

Ou

Uma pequena tigela de cereais integrais com frutas frescas e leite semidesnatado.

Não almoce (mas pode beliscar entre as refeições)

Jantar

100 a 120g de peixe, carne magra ou peito de frango sem pele. Pelo menos, três vegetais, de preferência verde-escuros (brócolis, espinafre, ervilhas), amarelos ou alaranjados (cenoura, abóbora) e brancos (batata, couve-flor, repolho). Não esqueça de incluir uma quantidade adequada de vegetais crucíferos (couve-flor, repolho, agrião, couve-de-bruxelas, nabo), que contêm fitoquímicos úteis no combate às células cancerígenas.

Petiscos

Considere as seguintes opções de petiscos entre as refeições – sempre que estiver realmente faminto:

Meia banana e dois copos d'água. Um máximo razoável ao longo do dia são oito meias bananas ou quatro inteiras. (Afinal, este é o Plano Superbanana.)

Amasse a banana numa fatia de pão integral, se desejar. Mas não use manteiga nem margarina.

Ou

Um muffin de aveia e dois copos d'água.

Ou

Um bolinho de arroz light.

Evite álcool nos dias da Superbanana. Chá e café são permitidos, mas não mais do que duas xícaras diárias (*nada* de lattes nem cappuccinos).

Plano Nº 2: Três Semanas VFFP do Dr. John

VFFP quer dizer Vegetais, Frutas, Frango e Peixe. Esses alimentos serão o seu foco durante as três semanas deste plano. Só que, em vez de descrever cada refeição, direi apenas os Pode e Não Pode essenciais.

Pode

Você pode comer *qualquer* fruta, vegetal ou salada, exceto abacate e azeitona.

Sinta-se à vontade para escolher entre peixe e peito de frango sem pele, mas não mais de sete refeições por semana.

No desjejum, coma frutas frescas e uma ou duas fatias de pão integral, torradas ou não, com banana, tomate ou aspargo cozido. Evite margarina. Pimenta-do-reino e uma fatia fininha de abacate são permitidas.

Não Pode

Adicionar sal.

Adicionar óleo. Experimente vinagre e/ou suco de limão no lugar do molho.

Cozinhar na gordura. Prefira grelhado, torrado, fervido ou cozido no vapor, micro-ondas ou frigideira antiaderente. A panela wok é uma ótima alternativa.

Carne vermelha.

Salvo leite desnatado ou semi, não coma laticínios (manteiga, queijo etc.), margarina nem ovos.

Cereais industrializados. Alguns deles, granola (musli) inclusive, são bastante saudáveis, mas também ricos em calorias. Muitos contêm frutas e coco desidratados, que elevam a contabilidade calórica. Neste plano alimentar de três semanas, os cereais devem ser ingeridos com duas fatias de pão integral, torradas ou não, com tomate, banana ou aspargos.

Manteiga ou margarina no pão ou na torrada. Um toque de azeite de oliva está bem se você gostar.

Líquidos

Água do filtro, mineral ou com gás. Nada de água tônica.

Dois copos d'água antes de cada refeição.

Café puro ou chá verde sem açúcar. Estévia pode. Um gole de leite se for necessário. Chá verde é melhor.

Álcool pode - vinho, de preferência -, mas só um dia na semana e duas taças no máximo.

Nenhum suco de fruta. Prefira a própria fruta.

Vitaminas

Se este plano o afastar muito dos seus hábitos alimentares, sugiro tomar um suplemento vitamínico diário.

Petiscos

Coma um Petisco Infalível (ver Capítulo 9) sempre que estiver realmente faminto.

Coma frutas frescas ou vegetais crus ou levemente cozidos quando achar que a hora da refeição está muito distante.

> *Uma boa maneira de beliscar no trabalho é ter vegetais cortados num recipiente (prepare antes de sair de casa). Deixe-o à mão na gaveta da mesa. Se sentir fome, dê uma beliscada e beba um copo d'água com gelo, com uma ou duas rodelas de limão.*

Sugestão de Menu para Um Dia

Dois copos d'água antes de cada refeição.

Café da manhã: frutas, chá e torradas com tomate, condimentadas com pimenta-do-reino.

Almoço: salada ou sanduíche de alface e tomate, salmão ou atum com tomate e queijo cottage (opcional).

> *Se for comer fora no almoço ou no jantar, peça peixe grelhado acompanhado de vegetais ou uma pequena salada; nada de molho nem temperos – mas, se achar que precisa, peça à parte.*

Jantar: vegetais levemente cozidos com uma porção de peixe ou peito de frango.

Sobremesa: frutas com um pouquinho de iogurte light.

Plano Nº 3: O Dr. John Está Dando Sopa

Este é o melhor plano para quem pretende alcançar certo patamar de perda de peso ou deter o aumento de peso.

Siga este plano durante três semanas ou pelo tempo que quiser.

Não esqueça de tomar dois copos d'água antes de cada refeição.

Café da manhã

Chá e duas torradas de pão integral com banana ou tomate fatiado. Nada de manteiga, margarina ou sal.

Ou

Uma pequena tigela de cereais integrais com frutas frescas e leite semidesnatado.

Almoço

Salada verde com salmão ou atum.

Ou

Uma porção (100g) de peixe, carne magra ou peito de frango sem pele, com vegetais, ou salada temperada com limão e vinagre.

Ou

Massa ao sugo.

Jantar

Depois das duas da tarde, nada além de sopa de legumes. Você pode até tomar uma sopinha diferente, mas as sopas de legumes são mais saudáveis e funcionam melhor para você. Se quiser, faça um minestrone com quantos vegetais diferentes tenha à mão, um pouco de massa ou arroz.

Petiscos

Mais sopa. Não se esqueça de levar a sopa de legumes para o trabalho.

> *Recompense a si mesmo uma vez por semana com uma ou duas taças de vinho. Cerveja não. Três coisas sobre a cerveja: (1) um copo de cerveja contém mais líquido do que uma taça de vinho; (2) as pessoas não conseguem ficar no primeiro copo de cerveja; e (3) enquanto o vinho – tinto, em especial – contém antioxidantes, a cerveja quase nenhum.*

Capítulo 11

O Detox de Amar, Rir e Comer

Dado o nível atual de poluição do ar, da água e do solo, e a quantidade de fast-food que ingerimos, não admira que acabemos impregnados de toxinas e venenos. Uma limpeza periódica é uma boa maneira de nos livrarmos dessas toxinas. Recomendo sete dias de detox antes de começar qualquer um dos planos alimentares do capítulo anterior e, digamos, duas vezes por ano daí pra frente.

Existem duas maneiras de limpar o organismo. Uma é a quase inanição, o que implica tomar apenas chás de ervas e sucos puros. Sou contra tal método. Creio que a melhor maneira de reiniciar o seu organismo é ingerindo somente frutas e vegetais durante três dias. Aí, depois da limpeza inicial, reintroduza em sua dieta alimentos integrais simples e saudáveis, como mostrarei a seguir.

[1º Dia]

Café da Manhã

Um copo d'água com uma rodela de limão.

Salada de frutas (porção básica).

Tomates grelhados e acelga chinesa (bok choy); nada de sal, mas pimenta pode.

Uma xícara de chá verde ou chá de jasmim.

Petisco

Um copo d'água com uma rodela de limão.

Um dos Petiscos Infalíveis (pág. 154).

Almoço

Um copo d'água com uma rodela de limão.

Sopa Vegetariana de Missô (missoshiro).

Sopa Vegetariana de Missô (Missoshiro)

Serve 3 pessoas

- 1 ½ colher de sopa de pasta de missô
- 2 ½ xícaras de caldo de legumes
- 8 cogumelos shiitake frescos
- 60g de tofu firme, cortado em cubos
- 1 cenoura pequena ralada
- 1 rabanete ralado
- 2 cebolinhas (com as partes verde e branca) picadas

Junte a pasta de missô com o caldo de legumes e aqueça.

Adicione os cogumelos shiitake e ferva a mistura em fogo baixo enquanto corta os demais ingredientes.

Adicione à fervura o tofu, a cenoura e o rabanete, e deixe cozinhar por mais um ou dois minutos.

Espalhe a cebolinha nas tigelas. Despeje a sopa sobre as cebolinhas e sirva.

Jantar

Um copo d'água com uma rodela de limão.

Sopa Vegetariana de Missô (missoshiro).

Petisco Noturno

Duas colheres de sopa de iogurte light ou um gole de Iogurte Batido com Frutas (pg. 155) ou uma xícara pequena de sopa de legumes.

[2º Dia]

Café da Manhã

Um copo d'água com uma rodela de limão.

Salada de frutas (porção básica).

Tomates grelhados e acelga chinesa; nada de sal, mas pimenta pode.

Uma xícara de chá verde ou chá de jasmim.

Petisco

Um copo d'água com uma rodela de limão.

Um Petisco Infalível (pág. 154).

Almoço

Um copo d'água com uma rodela de limão.

Sopa Vegetariana de Missô (missoshiro).

Petisco Noturno

Duas colheres de sopa de iogurte light ou um gole de Iogurte Batido com Frutas (pág. 155) ou uma xícara pequena de sopa de legumes.

[3º Dia]

Café da Manhã

Um copo d'água com uma rodela de limão.

Salada de frutas (porção básica).

Tomates grelhados e acelga chinesa; nada de sal, mas pimenta pode.

Uma xícara de chá verde ou chá de jasmim.

[Desjejum: Quebrando o Jejum]

A palavra "desjejum" é autoexplicativa. Trata-se de quebrar, interromper, as quase 17 horas de jejum entre o jantar da véspera e o almoço do dia seguinte.

O desjejum é especialmente importante para quem está entrando na "década perigosa" – dos 44 aos 54 anos –, quando pessoas que vivem sob grande pressão começam a degringolar: primeiro um cansaço, depois uma dorzinha e no final um infarto.

A maioria de nós faz toda a sua alimentação entre as 13h e as 20h. Enchemos a pança nesse intervalo e jejuamos o restante do tempo, salvo por um café ou um cigarro ocasional para dar um gás no motor.

É por isso que o café da manhã não é apenas um café da manhã: é um des-jejum.

Deixar de interromper o jejum de 17 horas é participar de um jogo perigoso, cujos menores riscos são começar o dia com baixa energia, pensar mal e sentir necessidade de alimentos açucarados e gordurosos para levantar o astral. Os riscos maiores são o diabetes e o câncer de intestino.

Preparar e comer o desjejum leva cerca de quatro minutos toda manhã. Esses quatro minutos matinais são, talvez, os mais importantes do dia. O desjejum põe tudo em movimento e prepara você para um bom início. Quatro minutos – nada mais. "Eu não posso perder quatro minutos, doutor. Não tenho tempo. Além disso, não sinto fome." Que bobagem. Vá para a cama quatro minutos mais cedo.

Quais os melhores alimentos para o desjejum? A variedade é grande, em especial quando você escolhe entre frutas, cereais integrais e fibras.

E podemos fazer como nossos amigos orientais, que costumam acrescentar pequenas quantidades de peixe, leguminosas e arroz.

Lembre-se: estamos de olho na Regra dos 15. O desjejum é uma excelente oportunidade de colocar, pelo menos, meia dúzia de diferentes alimentos vegetais – os Alimentos Básicos – em seu placar.

Se for comer cereais industrializados, cuidado. As leis que regulam os rótulos nos Estados Unidos são ótimas, mas na maioria dos países ocidentais, não. Cuidado com o excesso de açúcar, os produtos refinados e as gorduras trans (sobre as quais já alertei no Capítulo 3).

Granola – comprada pronta ou feita em casa – é uma excelente alternativa aos cereais industrializados. Adicione iogurte light, leite desnatado ou leite de soja. É saboroso e muito bom para você.

Você só precisa de quatro minutos diários para reduzir o seu risco de desenvolver câncer de cólon. As fibras fazem o seu intestino funcionar depois de uma noite de sono! Se a ciência nos diz isso, por que não ouvir?

DICA DO DR. TICKELL

Você *precisa* ingerir fibras no desjejum.
Elas o abastecem e ajudam a varrer as toxinas e venenos de seu intestino pela porta dos fundos!
Só os Alimentos Básicos – alimentos naturais sem interferência humana (vegetais, frutas, cereais integrais, oleaginosas e sementes) – têm fibras.
Salsichas, bacon e ovos não têm!

Almoço

Um copo d'água com uma rodela de limão.

Sopa Vegetariana de Missô (Missoshiro).

Petiscos

Um Petisco Infalível (apenas se for necessário; pág. 154), no meio da manhã, no meio da tarde e à noite.

Jantar

Um copo d'água com uma rodela de limão.

Robalo Picante com Brócolis Cozido no Vapor.

Robalo Picante com Brócolis Cozido no Vapor

Serve 2 pessoas

- 250g de filé de robalo
- Pimenta-do-reino
- 3 cebolinhas fatiadas
- 2 pimentas-malagueta grandes, sem semente, picadas; mais um pouco para enfeitar, se quiser.
- 1 cabeça de alho picada
- 1 a 1,5cm de gengibre fresco, ralado
- 4 colheres de sopa de molho de soja (shoyu) light
- 2 colheres de sopa de coentro picado
- 1 maço de brócolis cortado em pedaços e cozido separadamente no vapor

Remova cuidadosamente as espinhas do robalo.

Tempere os filés com pimenta-do-reino e deixe descansar durante 2 ou 3 minutos, enquanto prepara os vegetais.

Misture a cebola, as pimentas-malagueta, o alho e o gengibre com o molho de soja.

Espalhe a mistura sobre o peixe e leve ao fogo, até o peixe cozinhar totalmente.

Retire da panela e coloque na tigela de servir. Salpique com coentro (e malaguetas extras, se desejar).

Sirva com o brócolis cozido no vapor.

[4º Dia]

Café da Manhã

Um copo d'água com uma rodela de limão.

Salada de frutas (porção básica).

Omelete de Clara de Ovo.

Omelete de Clara de Ovo

Serve 6 pessoas

½ cebola picada
½ xícara de pimentão verde picado
½ xícara de pimentão vermelho picado
½ xícara de espinafre picado
15 cogumelos médios fatiados
5 tomates médios picados
2 cebolinhas picadas
½ ramo de manjericão fresco
Pimenta-do-reino
16 claras

Numa frigideira antiaderente, doure a cebola e os pimentões com um pouco d'água até amolecer.

Adicione o espinafre, os cogumelos e os tomates, e deixe cozinhar um pouco.

Acrescente a cebolinha e o manjericão, e tempere a gosto com pimenta-do-reino. Deixe a mistura esfriar por completo.

Bata ligeiramente as claras, depois misture os vegetais.

Aqueça uma pequena frigideira antiaderente e despeje a mistura, como quem faz uma panqueca. Cozinhe em fogo médio até a mistura assentar. Em seguida, com muito cuidado, vire o omelete para cozinhar do outro lado. Alternativamente, coloque a frigideira na grelha para cozinhar a parte de cima do omelete.

Almoço

Um copo d'água com uma rodela de limão.

Sopa Vegetariana de Missô (missoshiro).

Jantar

Vitela Frita à Moda Chinesa.

Vitela Frita à Moda Chinesa

Serve 4 pessoas

> ½kg de lombo de vitela
> 3 cebolinhas fatiadas
> ½ cebola média picada
> 2 cabeças de alho amassadas
> 1 a 2cm de gengibre descascado e ralado
> 70g de cogumelos shiitake secos e fatiados
> 1 pimenta-malagueta grande, sem sementes (a menos que você queira *energia* extra) e bem picadinha
> 2 colheres de sopa de vinho branco
> 1 ½ colher de sopa de molho de soja (shoyu)
> 1 colher de sopa de amido de milho
> ¾ de xícara de caldo de legumes
> 2 xícaras de arroz integral cozido no vapor

Corte o lombo de vitela em fatias bem finas e coloque de volta na geladeira.

Como este prato liga rapidamente, arrume em tigelas separadas a cebolinha, a cebola, o alho, o gengibre, o cogumelo e a malagueta.

Em outra tigela, bata o vinho, o molho de soja e o amido de milho.

Aqueça uma panela wok (prefiro) ou frigideira grande em fogo médio. Adicione a cebola, a cebolinha, o alho e o gengibre, e mexa bem.

Adicione 2 colheres de sopa do caldo de legumes e mexa bem. Sem parar de mexer, adicione, nesta ordem, os cogumelos, a vitela, o resto do caldo de legumes e a malagueta.

Quando o caldo começar a evaporar e a mistura a escurecer, adicione pouco a pouco a mistura de amido de milho, mexendo o conteúdo da panela para não encaroçar. Deixe o líquido engrossar até recobrir as costas da colher.

Coloque numa travessa e sirva com o arroz integral.

Petiscos

Manhã, tarde e noite, conforme a necessidade.

[5º Dia]

Café da Manhã

Um copo d'água com uma rodela de limão.

Salada de frutas (porção básica).

Tomates grelhados e acelga chinesa; nada de sal, mas pimenta pode.

Uma xícara de chá verde ou de jasmim.

Almoço

Macarrão de Arroz Tailandês Frito.

Macarrão de Arroz Tailandês Frito

Serve 6 pessoas

- 1 xícara de ervilhas
- 1 cenoura grande cortada em tiras fininhas
- 1 xícara de minimilhos cortados ao comprido
- 1 xícara de couve picada
- ½ xícara de caldo de legumes (ou o que for necessário)
- ½ cebola média bem picada
- 6 dentes de alho amassados
- 6 pimentas-malagueta grandes frescas (ou a gosto), sem sementes e bem picadas
- ½kg de macarrão de arroz cozido
- 4 colheres de sopa de molho de soja (shoyu)
- 1 xícara de manjericão

Escalde a ervilha, a cenoura, o minimilho e a couve em água fervente.

Mergulhe em água fria, seque bem e ponha de lado.

Numa panela wok (prefiro) ou frigideira grande, despeje um pouco do caldo de legumes e adicione a cebola e o alho. Cozinhe até a cebola ficar transparente e quase seca; adicione um pouco mais de caldo se a mistura ficar muito seca.

Separe cuidadosamente o macarrão de arroz e coloque na panela.

Mexa bem, adicionando mais caldo de legumes se necessário. Acrescente os vegetais cozidos e a malagueta a gosto.

Mexa bem até aquecer.

Tempere com molho de soja e adicione as folhas de manjericão.

Misture bem e sirva.

Jantar

Bife de Atum com Tomate e Salada.

Bife de Atum com Tomate e Salada

Serve 4 pessoas

- 120g de atum (em bifes)
- Salgante (qualquer substituto do sal)
- 4 tomates
- 4 cebolinhas bem picadas
- 3 ½ colheres de sopa de vinagre de maçã
- 2 colheres de sopa de suco de maçã concentrado
- 3 chalotas bem picadas
- 1 colher de sopa de molho de soja (shoyu)
- 1 ou 2 colheres de sopa de caldo de legumes (opcional)
- 4 xícaras de folhas de alface cortadas
- ½ xícara de coentro picado

Tempere os bifes de atum com salgante em ambos os lados.

Corte os tomates ao meio, retire as sementes e corte em cubos.

Numa pequena tigela, misture o tomate, a cebolinha, o vinagre, o suco de maçã, as chalotas e o molho de soja. Ponha de lado.

Numa frigideira antiaderente bem aquecida, sele os bifes de atum, adicionando um pouco de caldo de legumes se ficar muito seco.

Arrume a alface na travessa, ponha o atum selado por cima e espalhe o molho sobre o peixe e a alface.

Decore generosamente com o coentro e sirva.

[6º Dia]

Café da Manhã

Um copo d'água com uma rodela de limão.

Salada de frutas (porção básica).

Omelete de Clara de Ovo (pág. 169: adapte incluindo 1 gema para 4 claras, se quiser).

Almoço

Sopa de Missô (missoshiro) com Frutos do Mar.

Sopa de Missô com Frutos do Mar

Serve 4 pessoas

1 ½ colher de sopa de missô
2 ½ xícaras de caldo de legumes
4 cogumelos shiitake frescos
60g de tofu firme cortado em cubos
1 cenoura pequena picadinha
1 nabo daikon pequeno ralado
100g de camarão descascado
100g de filé de pargo cortado em cubos
2 cebolinhas picadas

Prepare como a Sopa Vegetariana de Missô, adicionando o camarão e o pargo quando colocar o tofu e os vegetais no caldo fervente. Cozinhe em fogo brando por 2 a 3 minutos.

Sirva com a cebolinha como a Sopa Vegetariana de Missô.

Jantar

Frango com Nori (alga marinha) e Ervas.

Frango com Nori e Ervas

Serve 4 pessoas

> 4 peitos de frango sem pele (cerca de ½kg no total)
> 2 folhas de nori
> 1 colher de sopa de molho de soja (shoyu)
> 1 cubo de gelo
> 1 colher de sopa de salgante
> 1 cenoura grande cortada em pedaços
> 8 espigas de minimilho cortadas em pedaços
> 2 abobrinhas cortadas em pedaços
> 200g de ervilhas tortas cortadas ao meio
> ½ xícara de caldo de legumes
> 2 colheres de sopa de salsa picada

Coloque 1 peito de frango no processador com o nori, o molho de soja e o cubo de gelo. Misture até ficar quase uniforme.

Faça uma bolsa em cada um dos peitos de frango restantes e preencha com a mistura de nori. Espalhe o salgante e ponha na geladeira.

Cozinhe a cenoura, o minimilho, a abobrinha e a ervilha torta numa panela de pressão.

Aqueça uma frigideira pesada e ponha um pouco do caldo de legumes. Quando estiver quente, coloque os peitos de frango. Deixe cozinhar em fogo médio por 5 a 8 minutos, adicionando um pouco mais de caldo de legumes se a frigideira começar a secar.

Não cozinhe demais o peito de frango.

Para servir, arrume os vegetais e o frango numa travessa, ponha algumas gotas do caldo deixado na frigideira e espalhe salsa picada.

[7º Dia]

Café da Manhã

Um copo d'água com uma rodela de limão.

Salada de frutas (porção básica).

Tomates grelhados e acelga chinesa; nada de sal, mas pimenta pode.

Uma xícara de chá verde ou de jasmim.

Almoço

Salada Tempeh.

Salada Tempeh

Serve 4 pessoas

- 250g de tempeh fatiadinho
- 2 cenouras grandes raladas
- 2 nabos ralados
- 2 beterrabas raladas e cozidas
- 2 colheres de chá de gergelim
- 2 colheres de sopa de vinagre de maçã
- 1 folha de nori cortada em tirinhas

Coloque as fatias de tempeh numa frigideira antiaderente aquecida. Frite os dois lados, sem óleo, depois retire da frigideira.

Arrume fileiras de cada um dos vegetais ralados – cenoura, nabo e beterraba – numa travessa.

Arrume o tempeh quente por cima e espalhe gergelim e vinagre de maçã. Guarneça com fileiras de nori.

Dica: Se o tempeh grudar na frigideira ao fritar é porque a frigideira não está quente o bastante.

Jantar

Salmão Rosa com Vegetais.

Agora que você já conhece um bom número de receitas asiáticas, prepare à sua maneira 100g de salmão por pessoa, com 5 ou 6 vegetais de sua escolha.

Sobremesa

"Sorvete" de Banana com Frutinhas Silvestres.

"Sorvete" de Banana com Frutinhas Silvestres

Serve 6 pessoas

- **6 bananas**
- **½ litro de mirtilos**
- **½ litro de morangos limpos e cortados ao meio**
- **Raspas de chocolate amargo (opcional)**

Descasque as bananas e coloque-as no congelador dentro de um recipiente plástico.

Cerca de duas horas antes de servir, coloque as bananas num processador e faça um purê.

Transfira o purê para uma vasilha de metal e de volta ao congelador por cerca de duas horas ou até endurecer.

Retire o "sorvete" de banana do congelador 10 a 15 minutos antes de servir.

Coloque meia colher de sopa em tigelas de vidro resfriadas e alterne uma camada de mirtilos e uma de morangos. Cubra com o "sorvete" de banana que sobrou.

Espalhe raspas de chocolate e sirva imediatamente.

Capítulo 12

Manual Prático de Amar, Rir e Comer

Enquanto você aprende o roteiro completo de Amar, Rir e Comer, eu gostaria de lhe oferecer algumas dicas e orientações úteis sobre como começar a desfrutar a vida de verdade. Pense neste penúltimo capítulo como uma espécie de manual prático, a sua edição particular do Guia da Vida Saudável. Este é o caminho para o sucesso.

Responsabilidade é a palavra-chave.

Lembre-se: você está cuidando de *si mesmo*, a máquina mais incrível que existe. Acompanhar seu desempenho e seu progresso o manterá no caminho do sucesso e o estimulará a avançar ainda mais.

Atualize a cada semana a sua pontuação Viva a Vida na Tabela do Sucesso da página seguinte. Estabeleça o objetivo de 72 pontos para as semanas Iniciar e projete um mínimo de 60 pontos para as semanas Sustentar.

Tabela do Sucesso

Pontuação
Viva a Vida

ACE	Semana S T Q Q S S D	Meu Total	Meta	Máx
A1	Fiz minha caminhada hoje? 2 pontos por dia - meta 14 pontos por semana *Se caminhar um mínimo de 5 dias por semana, adicione 4 pontos de bonificação.*	☐	14	14
A2	Fiz minha ginástica hoje? 1 ponto por dia - meta 4 ou 5 pontos por semana	☐	5	7
A3	Fiz meus OMRs hoje? 1 ponto por dia - meta 4 ou 5 pontos por semana	☐	5	7
	TOTAL DE ATIVIDADE FÍSICA	☐	24	28
	S T Q Q S S D			
C1	Dei risada e abracei alguém hoje? 1 ponto por dia - meta 6 pontos por semana	☐	6	7
C2	Respirei fundo e fiz algum relaxamento hoje? 1 ponto por dia - meta 6 pontos por semana	☐	6	7
C3	Dormi bem esta noite? 1 ponto por dia - meta 6 pontos por semana	☐	6	7
C4	Fiz algo de bom ou fui legal com alguém hoje? 1 ponto por dia - meta 6 pontos por semana	☐	6	7
	TOTAL DE CONTROLE MENTAL	☐	24	28
	S T Q Q S S D			
E1	Comi/belisquei meus 15 vegetais hoje? 2 pontos por dia - meta 12 pontos por semana	☐	12	14
E2	Observei a Regra dos Dois Terços e Um Terço hoje? 1 ponto por dia - meta 6 pontos por semana	☐	6	7
E3	Fiz meu desjejum hoje? 1 ponto por dia - meta 6 pontos por semana	☐	6	7
	TOTAL DE EDUCAÇÃO ALIMENTAR	☐	24	28
	TOTAL GERAL DA SEMANA	☐	72	84

Semanas Iniciar: Projete 72 Pontos Viva a Vida.
Semanas Sustentar: Por que não projetar o mesmo número de pontos Viva a Vida?

Acompanhe também as suas sessões de atividade física. Agende sessões de exercícios com o melhor personal trainer do mundo: você mesmo. Faça os exercícios BBB e OMR. Lembre-se de que a meta é manter-se ativo durante 1% da sua semana, o que significa 100 minutos, ou quatro sessões de 25 minutos, a cada 7 dias.

> **DICA DO DR. TICKELL**
>
> Aumente sua flexibilidade. A flexibilidade total do corpo é muito importante, principalmente se você tem propensão a dores nas costas e/ou pescoço. Dois minutinhos de alongamento e flexibilização podem ser recompensadores. Alongue-se antes e depois de caminhar, incluindo movimentos regulares de costas e pescoço, sobretudo se você trabalha em escritório ou dirige veículos por longos períodos de tempo.

Para cada atividade e refeição, atribua a você mesmo:

* ★ 2 pontos por caminhar, mais 2 por seguir a Regra dos 15
* ★ 1 ponto por exercícios BBB, 1 ponto por exercícios OMR, 1 ponto por seguir a Regra dos Dois Terços e Um Terço às refeições, 1 ponto por fazer desjejum e 1 ponto a cada coisa que fizer da Lista de Relaxamento

É muito fácil e *funciona*!

Ótimas Ideias

Em se tratando de dieta, o que não falta são Ótimas Ideias. O problema é decidir quais delas aplicar. Aqui vão algumas das minhas favoritas:

Passe Longe do Supermercado

Em vez do supermercado, vá a um mercado *de verdade*: a feira livre. É lá que estão os produtos *realmente* saudáveis: frutas e vegetais recém-colhidos, além de carnes e peixes frescos. É lá que são vendidos os alimentos que os humanos não tiveram oportunidade de "processar", ou seja, os alimentos com baixos índices de IH. É lá que se encontram alimentos de verdade, comida boa, e não comida fajuta plastificada e processada; e sem rótulos para confundi-lo. Nesses mercados, você não vai topar com montanhas de lixo refinado nem com latas, caixas e garrafas de bebidas açucaradas a caminho do caixa.

Um Pouco Vale por Muito

Outra Ótima Ideia é evitar encher o prato. Você não precisa disso. Uma boa maneira de se abastecer antes da refeição principal é tomar uma tigelinha de sopa de legumes ou missô. E lembre-se de beber dois copos d'água antes de cada refeição. Uma rodela de limão, combinada com água, ajudará a controlar o apetite. Assim você só terá de comer por *dois*, não *três*: alimentando a cabeça e o estômago, a língua deve ficar de fora.

Petisque Mais com Menos

Por falar em língua, os melhores petiscos são os que satisfazem a língua *e* o estômago, mas que contêm poucas calorias. Comê-los é uma Ótima Ideia. Se o seu livro de dieta diz que você não precisa disso, provavelmente diz também que o certo é fazer lautas refeições à base de proteína animal. Atenção! Psicologicamente, você precisa, *sim*, beliscar.

Meus petiscos favoritos são goles de leite desnatado ou de soja, ou um smoothie preparado com leite de soja e/ou duas colheres de iogurte light. Não costumo contabilizar calorias, mas garanto que as opções que acabei de mencionar lhe adicionam de 10 a 20 calorias, ao passo que uma mordida numa barra de chocolate ou uma barrinha de cereal pode conter de 100 a 200. Uma barra de chocolate inteira pode conter 1.000 calorias! Um pacote pequeno de batatas fritas contém cerca de 500 calorias, e o grande pode chegar a 2.500. É caloria para um dia inteiro! Evitar petiscos que contêm muitas calorias é uma Ótima Ideia e uma Ideia Muito Simples. Na dúvida, experimente meus Petiscos Infalíveis (pág. 154).

Dica do Dr. Tickell

Um em cada três norte-americanos vai desenvolver algum tipo de câncer. É esse o estilo de vida que quer para você? Se a resposta é NÃO!, comece já a fortalecer seu sistema imunológico com o Programa ACE.

Quinze e Contando

Lembre-se de observar a Regra dos 15. Esta é outra Ótima Ideia que funciona incrivelmente bem: ela o ajuda a variar as refeições. E, como sabemos, variedade é a solução. Variar sua ingestão de alimentos lhe dá mais energia e capacidade mental. Não esqueça que a glicose alimenta o cérebro. E, é claro, observando a Regra dos 15, você estará reforçando seu sistema imunológico e reduzindo o risco de câncer.

Vá de Escada

Ao ver uma escada, use-a: sinta seus quadríceps e glúteos se contraindo, se enrijecendo. Dê trabalho às coxas.

Deixe no Prato

Eu odeio quando alguém começa a dizer: "Antigamente..." – mas lá vai.

Antigamente, tínhamos pequeninos e fofos cupcakes e muffins. Hoje, temos enormes muffins cobertos de raspas de chocolate ou geleia

– às vezes ambos – com um milhão de calorias. Por isso, deixe metade do seu muffin no prato.

Curta uma guloseima ocasional, mas não se sinta na obrigação de comê-la *inteira*. Eu sou uma das poucas pessoas no mundo que abre o minibar do quarto de hotel, pega um saco de batatas fritas, come quatro batatinhas e joga o resto na lixeira.

"Mas você jogou dinheiro fora", posso ouvi-lo protestar.

Não, eu provavelmente acabei de salvar a minha vida.

Lembre-se da regra dos Dois Terços e Um Terço. Um bife deve ocupar um terço do prato, não o prato inteiro. Dois terços da sua refeição devem consistir em Alimentos Básicos: verduras, raízes, leguminosas, legumes, cereais integrais, saladas... Coma um bifinho, NUNCA um boi inteiro!

Monitore o Tamanho da Porção

Você pesa sua comida, como recomendam algumas dietas? Por acaso tem uma balança na cozinha para usar toda santa noite quando prepara o jantar da família? Esqueça. Existe um modo muito melhor e mais interessante de monitorar a quantidade de comida que você ingere: o tamanho do prato.

Pense no tamanho do prato que você utiliza no almoço e no jantar. Que tal comer num prato menor? Se o seu prato tivesse dois terços do tamanho, não caberia tanta comida. Se você passar três meses comendo em um prato menor, perderá quilos de gordura.

Observe o tamanho da palma da sua mão. Uma porção de carne não deve ser maior do que ela, que dirá meio boi! Comendo porções de carne do tamanho da palma da sua mão, ou menores ainda (90 a 100g por refeição), você reduzirá espetacularmente, de acordo com o Fundo Mundial de Pesquisa do Câncer, o risco de desenvolver câncer de cólon. Se prefere o risco de ter câncer de cólon nos próximos dez anos, vá em frente: coma meio boi por refeição. Se não quer, reduza a sua porção de carne ao tamanho da palma da sua mão.

Vamos terminar falando dos talheres. Em Okinawa, não se usam garfos; come-se com pauzinhos. É muito difícil comer depressa com pauzinhos: não dá para despejar comida boca adentro. Os pauzinhos obrigam a comer devagar, de modo que você perceba o momento em que a sua cabeça e o seu estômago estão satisfeitos.

Pesar não funciona; o tamanho da porção, sim.

Você precisa do café tamanho grande? Precisa do café *e* do muffin? Não, não precisa!

Diretrizes Básicas

Além das Ótimas Ideias descritas anteriormente, eu quero que você siga algumas Diretrizes Básicas para Amar, Rir e Comer.

Balanças

Livre-se da balança que você tem no banheiro. Você se pesa todos os dias? Se a resposta for sim, pare agora mesmo. Uma vez por semana é mais que o suficiente. A balança não diz tudo. Como você está se sentindo? Em vez de subir na balança, vista, a cada três semanas, seu terno ou vestido favorito. Está mais confortável? Aposto que sim. Vista-o e saia com seu cônjuge, parceiro, parceira ou alguém importante em sua vida. Se você é homem, acaba de ganhar um furo a mais no cinto – ou será um a menos?

Churrascos

Churrasco é bom, mas só de vez em quando. E não deixe a carne queimar: a carne queimada e escura contém compostos químicos que podem aumentar o risco de câncer.

Álcool

Para quem curte bebida alcoólica, existem três níveis de ingestão de álcool, correspondentes a três níveis de desespero. Pense onde você se encaixa nessa progressão:

* *Tranquilo.* Você não toma bebida alcoólica, quando muito uma taça de vinho nos finais de semana.

* *Moderadamente desesperado.* Você toma uma taça de vinho no jantar, quatro ou cinco vezes por semana.

* *Absolutamente desesperado.* Você toma uma ou duas taças de vinho toda as noites, e mais ainda nos finais de semana.

DICA DO DR. TICKELL

Quase todas as pessoas que ingerem bebida alcoólica rotineiramente no almoço são gordas. Fato! Atenha-se a um copo de água mineral gasosa no almoço e só tome álcool *depois* de anoitecer.
E, mesmo então, pergunte a si mesmo:
não seria melhor eu fazer um DSA hoje?

[DSA]

Há pouco mais de 10 anos, eu inventei o DSA para ajudar as pessoas a controlar o estresse e maximizar a saúde. DSA significa Dia Sem Álcool – outra de nossas Ótimas Ideias.

Muitas pessoas bebem todos os dias; usam o álcool como uma espécie de bengala. E é claro que a tolerância ao álcool aumenta. A consequência é precisar de doses cada vez maiores de bebida para obter o mesmo efeito.

Se você conseguir fazer um DSA duas ou três vezes por semana, manterá a sua ingestão de álcool em nível moderado. O DSA é uma excelente disciplina.

As pessoas dizem não gostar de disciplina em suas vidas, mas isso não é verdade. Secretamente, todos amamos a disciplina. Disciplina recompensa. Quando os negócios patinam, é preciso ser realista – cortar gastos, tomar decisões difíceis. É assim que se faz sucesso. E, no entanto, muita gente não consegue lidar com algo tão simples quanto o autocontrole. Profissionais competentes em seu ramo de atividade não conseguem gerenciar a si próprios até o dia em que se deparam com uma crise, um evento que ameaça a própria vida. Então, de repente, eles descobrem.

Se você bebe todos os dias, um DSA é uma excelente disciplina. Seu corpo vai amar. Junte dois DSAs e poderá ouvir seu fígado aplaudir: "Sensacional! Muito Obrigado." E passará a dormir melhor!

Dois DSAs por semana reduzirão significativamente o número de drinques que você ingere a cada sete dias, proporcionando benefício imediato e de longo prazo ao seu corpo. Não ter ressaca fará você se sentir mais jovem, saudável e vigoroso. Dean Martin dizia sentir pena dos abstêmios porque a hora em que eles se levantam de manhã é a melhor que terão o dia inteiro. Mas nós sabemos que isso não é bom. Álcool demais pode acabar com o fígado, com o cérebro e com *você*!

Aqui vai um bom truque para enfrentar situações sociais. Quando estiver numa festa, não deixe que o anfitrião encha seu copo. Espere o copo esvaziar e encha-o você mesmo. Assim, será capaz de permanecer no controle.

Ao final de cada semana – digamos, todo domingo –, conte quantos drinques você bebeu. É fácil. Mas pode assustar: tem gente que toma 35 drinques por semana sem se dar conta. "É verdade, mas foi uma semana ruim", costuma ser a explicação.

Até o sujeito se lembrar de que tomou uns 40 ou 50 drinques na semana anterior.

Assustador? Sim. Mas não só. É uma montanha de calorias também.

O álcool mata as células do cérebro e do fígado. Assustador!!! Mas um copo de cerveja, uma taça de vinho e uma dose de gim ou uísque contêm de 70 a 100 calorias. Dois drinques toda noite são 14 por semana, vale dizer, 1.400 calorias. A cada três semanas você ganha meio quilo. Num ano, são seis quilos a queimar para manter o equilíbrio. Você precisa de uma hora de caminhada para queimar as calorias de três drinques – cinco horas de caminhada por semana só para manter o peso. Assustador é apelido.

O álcool não é tão ruim se consumido com moderação, mas, em excesso, pode arruinar sua saúde e sua vida pessoal. Use os DSAs para mantê-lo sob controle.

Sucos de Frutas

Sucos de frutas frescas são quase sempre nutritivos, mas contêm muitas calorias. Quantas laranjas você precisa espremer para fazer um copo de suco? Quatro? Cinco? Evite os sucos nas semanas Iniciar. Coma a fruta.

Refrigerantes

Refrigerantes são fontes borbulhantes de calorias. Bebidas *diet*, por sua vez, têm poucas calorias, mas são cheias de substâncias químicas, naturais e artificiais. Refrigerantes viciam. Sempre se quer mais. O indivíduo médio consome hoje dez vezes mais refrigerantes do que no passado – um grau de exposição que bagunça o metabolismo e acaba com o apetite. Quando o barato do açúcar termina, o sujeito fica deprimido e vai atrás de outro, e depois mais outro.

Por que não beber água ou uma boa xícara de chá? Ou uma limonada caseira? Esprema meio limão num copo d'água, adicione uma pitada de sal marinho (não refinado), umas raspinhas de gengibre e você terá uma deliciosa alternativa aos refrigerantes açucarados. Para obter o efeito do gás sem as calorias nem o alto (ou baixo?) astral do açúcar, experimente uma colher de sopa de vinagre de maçã – um bom probiótico – num copo de água mineral gasosa.

Cereais

Nas semanas Iniciar, afaste-se dos cereais em pacotes, caixas e latinhas – todos, exceto os absolutamente básicos, como aveia integral. Se quiser reintroduzir pequenas porções de cereais integrais mais tarde, tudo bem. Granola caseira pode ser uma boa ideia, mas pegue leve no tamanho da porção; frutas desidratadas têm muitas calorias.

Amido

Pão, batata e massa são muitas vezes classificados como "amidos". Para muitos guias de dietas, amido é inaceitável. Amido é glicose, uma forma pura e limpa de energia. A meu ver, o problema do amido é o grau de refino – isto é, o IH – e a quantidade consumida. Pães integrais, batatas e um pouco de massa de vez em quando fazem parte do jogo da vida tal como jogado por muita gente magra e longeva. O grande problema é a quantidade e o preparo – fritura e molhos.

Bolachas e biscoitos

Gorduras de baixa qualidade e baratas são extremamente insalubres se consumidas em grandes quantidades. As piores são as trans e as parcialmente hidrogenadas, presentes em produtos como bolachas, biscoitos e margarina. Estes alimentos você raramente – de preferência nunca – deveria comer! Como se não bastasse, eles são também ricos em açúcar: mais calorias, mais diabetes, menos bem-estar!

Gorduras saudáveis são geralmente encontradas em alimentos de origem vegetal, como abacate, sementes de chia e linhaça, oleaginosas em geral e peixes selvagens, como o salmão e a truta.

Em vez de biscoitos e bolos, dê preferência a alimentos com mínima ou nenhuma interferência humana, ou seja, alimentos com baixo IH.

Azeite de Oliva

A Magia Mediterrânea é tudo de bom.

Uma colher de chá de azeite de oliva não contém muitas calorias e pode fazer uma enorme diferença no sabor de certos pratos. Azeite de oliva é gordura monoinsaturada, o que significa que ajuda o corpo a absorver nutrientes. É muito útil e saudável.

[Massas]

A grande vantagem das massas é sua enorme "conveniência". Você pode usá-las tanto para reforçar o conteúdo saudável da sua alimentação quanto para introduzir novos sabores.

Algumas crenças recorrentes a respeito das massas é que elas engordam, têm excesso de açúcar e costumam vir acompanhadas de molhos gordurosos e outras "porcarias". Mas isto só é verdade se você escolher a massa errada, prepará-la do jeito errado, colocar muita quantidade no prato e cobri-la de molhos "engordativos".

Isto não é verdade quando você escolhe a massa certa, usa o molho certo e a acompanha com a salada certa.

A *boa* massa – do tipo que eu recomendo aqui – contém muitos carboidratos necessários a uma vida saudável. Quando você come massas do tipo que vou apresentar, a lenta liberação de carboidratos complexos provê energia constante, o estômago fica satisfeito por mais tempo e o corpo não experimenta os altos e baixos do açúcar no sangue.

Evite massas feitas com farinha branca. Prefira as integrais. Elas não são difíceis de encontrar – na mercearia da esquina, nas lojas de alimentos naturais e orgânicos ou nas seções de produtos naturais dos supermercados.

Você pode dizer: "Ah, mas a massa integral não é tão saborosa."

Reconsidere. Na verdade, são os produtos de farinha refinada que carecem de sabor e textura, porque o refino consiste, precisamente, na eliminação das partes do grão que lhe conferem sabor e textura. Produtos de farinha refinada são turbinados com montanhas de aditivos (açúcar, sal e gordura, principalmente) para dar sabor. Não é a farinha refinada que dá sabor aos alimentos.

Farinha refinada é o que fica depois de eliminada a quase totalidade dos nutrientes e fibras de um grão de trigo integral. O que sobra para você é um pó inerte, o perfeito agente aglutinante do açúcar, sódio, corantes, aromatizantes, conservantes e outros aditivos químicos.

Para tentar repor uma parte dos nutrientes destruídos, a indústria de produtos alimentícios adiciona aos seus produtos ínfimas quantidades de nutrientes sintéticos. No rótulo de um pacote de espaguete pode-se ler que ele é "enriquecido" com, digamos, oito nutrientes essenciais, sete dos quais lhe foram artificialmente adicionados! Essa massa não tem nenhum valor nutricional próprio.

O consumo de produtos de farinha refinada pode fazer subir rapidamente a taxa de açúcar no sangue, obrigando o pâncreas a liberar maior quantidade de insulina. Segue-se uma rápida redução da taxa de açúcar no sangue, que ativa, com igual velocidade, a sensação de fome.

Farinhas de cereais integrais têm muito mais sabor, textura e gorduras naturais – além de nutrientes mais saudáveis e equilibrados – que dispensam a adição de aromatizantes.

A propaganda criou a percepção de que produtos de farinha refinada são "saudáveis" por terem pouca gordura, colesterol e calorias. Pessoas que consomem massas, pães e bolos de farinha refinada na crença de estarem ingerindo alimentos saudáveis sem gordura pegaram o trem errado. O que os fabricantes nunca dizem sobre esses produtos é que seu valor nutricional é próximo de zero e que podem causar à sua saúde os mesmos males derivados da ingestão excessiva de açúcar refinado existente em biscoitos, doces, refrigerantes e sorvetes.

> Massas integrais podem ser combinadas com laticínios, carnes, peixes, legumes e outras fontes de proteínas para você obter todos os aminoácidos necessários a um programa alimentar equilibrado.
>
> Em suma, massas integrais são uma excelente fonte de vitaminas do complexo B, têm pouca gordura, pouco ou nenhum sódio e nenhum colesterol.
>
> Para concluir, uma informação útil: começar uma refeição comendo lentamente um pequeno prato de massa integral reduzirá a sua ânsia por gorduras durante o resto da refeição. A sensação de saciedade o fará perder a vontade de comer alimentos gordurosos – de comer qualquer coisa, na verdade. Coma, portanto, um pouco de massa (com molho light) para não se empanturrar. Faça como os povos do Mediterrâneo – *um pouco* de massa faz parte da refeição, não é a refeição inteira!

Fast-food

Você precisa de fast-food? Não, não precisa. Eu como fast-food três ou quatro vezes ao ano – quando estou num aeroporto e não tem outra coisa. E, geralmente, dou duas mordidas e jogo o resto fora.

Lembre-se do IH. Ele é máximo em qualquer tipo de fast-food. Pergunte a você mesmo: essa comida é natural ou alguém interferiu nela em nome da "conveniência"? Coma menos comida rápida e mais comida lenta.

Molhos

Quando peço um prato servido com algum tipo de molho, seja cremoso ou algo de que nunca ouvi falar, eu insisto: "Separado, por favor." Lembre-se: você só precisa de um pingo de molho, qualquer que seja ele, para satisfazer suas papilas gustativas.

Água

"Beba dois litros de água diariamente." "Água nunca é demais." Quem diz isso, com certeza joga no time da dieta "rica em proteína" ou "rica em gordura". Pessoas que se alimentam principalmente de vegetais já ingerem muita água. Vegetais e frutas são carbo[h]*idratos*, certo? Se você come muitas frutas e vegetais e toma um ou dois copos d'água antes das refeições, está de bom tamanho. Se fizer calor, se sentir sede, se for praticar exercícios, beba um pouco mais. Água é bom. Mas sem obsessão.

Por falar nisso, isotônicos são necessários apenas para quem faz sessões de mais de uma hora de malhação. Para os demais, basta água. A regra básica é a seguinte: se a sua urina está clarinha, a sua hidratação está ótima.

Para Passar no Pão

Manteiga ou margarina? Se for uma camadinha fina, que importa? Na verdade, raramente uso qualquer das duas.

Para passar no meu pão integral, costumo alternar entre o abacate (sim, uma camada fininha do creme), duas ou três fatias de tomate, uma gota de azeite de oliva com vinagre balsâmico ou uma mistura dos três. De vez em quando, pasta de grão-de-bico (homus).

Por Que Comer Essas Coisas?

Eu ia intitular esta última seção de "Alimentos Proibidos". Mas, como proibir alimentos não é do meu feitio, mudei o título.

Na próxima página apresento uma lista de alimentos de que você decididamente não precisará nas suas semanas Iniciar. Esqueça-os.

- Croissants
- Granola industrializada
- Cereais em caixa (exceto aveia simples)
- Sucos de frutas
- Refrigerantes
- Muffins
- Donuts
- Comidas requentadas
- Frango (exceto peito sem pele)
- Pão branco
- Biscoitos e bolachas
- Manteiga/margarina
- Batatas fritas
- Molhos (salvo um pouco azeite de oliva ou óleo e vinagre)
- Frutas secas
- Frituras diversas
- Salgadinhos em pacotes
- Frios
- Fast-food
- Carnes prensadas
- Carnes processadas
- Embutidos e salames

Capítulo 13

Não Viva de Mentira(s). Viva de Verdade!

Terminemos por onde começamos. Na introdução, eu pedi que você pensasse em *viver*. Que palavra, não? *V-I-V-E-R*.

Que dádiva. Viver é dar asas ao ego, é claro. É realizar, gostar de si mesmo e brilhar. É também rir, abraçar, negociar, fazer o bem ao próximo, curtir e ansiar por coisas novas.

Viver é *por favor* e *obrigado*, é dar o seu melhor.

Viver é tudo isso – e muito, muito mais. Então, você deve se perguntar: estou aproveitando a vida, ou só correndo atrás de demandas? Estou vivendo ou só sobrevivendo? Vivendo de verdade ou de mentira(s)?

Depois de ler o que escrevi neste livro, você já sabe a diferença entre viver e sobreviver. Pois troque o sobreviver, como fazem milhões de pessoas em todo o mundo, pelo viver. Adote as coisas boas da vida, os quatro Fs: Felicidade, Família, Fé e Fazer amigos/amizades.

Se você pudesse tirar três meses de férias – três meses sem trabalho, sem estresse, sem preocupações financeiras e sem prazos –, que coisas boas iria querer de volta em sua vida para viver em vez de sobreviver? Já posso ouvi-lo balbuciar as quatro palavrinhas mágicas que extraí de milhares de respostas recebidas de gente do mundo todo.

Família

A primeira palavra mágica é "família".

Minha família – esposa, filhos, netos – é a minha máxima prioridade. Estou casado há mais de 40 anos com a mesma linda mulher, e temos cinco filhos e oito netos maravilhosos. Eu amo a minha família e *preciso* dela. Os membros da família trocam entre si enorme apoio e amor incondicional, que é tudo que podemos querer na vida.

Não é triste pensar em famílias que se desfazem? Estou certo de que não preciso discutir as principais razões das rupturas familiares. Você já sabe, talvez até por experiência própria. Conflitos familiares, às vezes, são ruidosos e turbulentos, mas a indiferença é uma ameaça furtiva ainda mais perigosa. Enquanto a nossa atenção está *distraída* com coisas que parecem mais urgentes, os assuntos familiares vão caindo no esquecimento.

Estará *você* tão ocupado com outras coisas a ponto de deixar a família de lado? O que foi feito do equilíbrio?

Telefone para seu irmão ou irmã – para *qualquer* parente com quem não fala há muitos anos. Procure-os para tomar um café ou uma taça de vinho, conversar, dar um abraço forte e carinhoso. Reconstrua suas pontes familiares.

A família é o primeiro objeto do nosso amor, não por acaso o primeiro elo de uma vida feliz, saudável, próspera e sábia.

Um marcante traço cultural comum aos povos mais saudáveis e longevos do planeta é o seu duradouro respeito pela integridade da família. Nos Estados Unidos, os idosos são mandados pelos familiares para casas de repouso. E o que eles fazem lá? *Repousam*. Ficam sentados na poltrona assistindo à televisão o dia inteiro. Não é uma maneira gloriosa de passar o final da vida, não mesmo.

Os okinawenses, ao contrário, amam e apoiam todos os membros da família – sejam jovens ou idosos. Pensando bem, não existem *idosos* em Okinawa. Existem anciãos – e os okinawenses amam e respeitam seus anciãos. Não existem, tampouco, casas de repouso em Okinawa. Os anciãos ficam em casa, em suas aldeias, partícipes plenos de suas comunidades, pedras angulares das famílias — fontes inexauríveis de ternura, solidariedade e amor.

Esta é uma das muitas razões pelas quais os okinawenses atingem rotineiramente a casa dos 80 ou 90 anos de idade. Os okinawenses são os meus heróis porque compreendem, celebram e honram a importância do amor.

É impossível separar a longevidade do amor. Eu viajei pelo mundo inteiro, estudei pessoas que vivem vidas longas e gratificantes, e aprendi, conversando com elas, que o amor está no centro de toda vida bem vivida. Pode-se *amar* ou *estar apaixonado* por alguém, pode-se *amar alguma coisa* como uma experiência momentânea. Seja lá como for, o amor está relacionado à longevidade, à felicidade e à saúde. Acredite em mim, sou médico. Sei do que estou falando, e a ciência — a boa e velha ciência — está do meu lado.

Uma explicação científica para essa relação é o efeito da oxitocina, um hormônio produzido na parte do cérebro chamada hipotálamo e segregado em momentos de conexão íntima, como a atividade sexual. A ciência já consegue dizer o tamanho da sua paixão medindo o nível de oxitocina no seu sangue! O aumento da oxitocina — junto com outros hormônios e substâncias químicas como endorfinas, serotonina, dopamina e nutrientes dos alimentos vegetais — ajuda a manter jovem seu cérebro.

Uma boa notícia: fazer amor — isto é, s-e-x-o — aumenta a quantidade de hormônios benéficos em nosso organismo. Precisamos de água. Precisamos de comida. Precisamos de oxigênio. Precisamos de sexo. Esta é a razão de estarmos aqui. Sexo é vital — e faz muito bem.

A atividade sexual aumenta o nível de oxitocina e ajuda você a se manter em forma à taxa de 400 calorias por hora. (Dois minutos de sexo queimam somente 13 calorias; portanto, não se apresse!)

Fazer sexo não é absolutamente necessário para se viver muito, mas você pode ter certeza de que é excelente para a saúde. Atividade sexual é um termômetro da qualidade de vida. *Amar* bem (física e emocionalmente) significa *viver* bem.

O que eu desejo é que você tenha pessoas em sua vida, seja cônjuge, namorado(a), amigo(a) de longa data ou uma família que o apoie. Você abraçou, nas últimas 48 horas, essa pessoa em sua vida? O abraço, como o sexo, tem o poder de estimular os hormônios do bem-estar e reduzir os do mal-estar. Ao abraçar a pessoa amada, esse sentimento, essa ternura, transparece no seu relacionamento.

Talvez você conheça a canção "What a Wonderful World", de Louis Armstrong. Ela tem um verso que diz: "Eu vejo amigos dando as mãos e dizendo: 'Como vai?' Na verdade, eles estão dizendo: 'Eu te amo.'" Do que está falando Armstrong? Dos relacionamentos interpessoais.

Felicidade

Eu costumo perguntar às pessoas: "Como vai?" Muitas me respondem: "Vou levando."

Esse tipo de resposta me diz que a pessoa está vivendo de 30% a 60% do seu potencial. Toda pessoa deveria viver de 90% a 100% do seu potencial!

Recentemente, encontrei um velho amigo, Bob, num shopping. Bob estudou para ser padre, mas sua vida mudou radicalmente de rumo. Às vezes, ainda me refiro a Bob como aprendiz de sacerdote. Quando nossos caminhos se cruzaram naquele dia, eu lhe perguntei como estava.

"Ótimo!", respondeu ele. "Melhor, impossível!"

É assim que deve ser. Bob é adepto da filosofia de que *todo* dia é um bom dia. Quando acorda de manhã, ele agradece aos céus por estar vivo.

Todas as almas infelizes que passam a vida se lamuriando deveriam tomar aulas com o nosso aprendiz de sacerdote.

Vida é atitude, certo? É *você* quem decide o que quer da vida. Por isso eu pergunto: Quais são as suas expectativas? Como pretende vê-las realizadas?

Mais especificamente, quais são as suas expectativas em relação à sua saúde? Seu foco é expectativa de *vida* ou expectativa de *vida saudável*? No meu modo de ver, o tempo que você vai viver não é tão importante quanto o tempo que você vai permanecer *saudável*. E isso depende de você. É algo que está sob o seu controle.

Lembre-se: o Estudo dos Centenários de Okinawa, tantas vezes citado neste livro, mostrou que a genética só explica 30% da sua saúde. Os outros 70% quem controla é você. Aumentar a sua expectativa de vida saudável se resume a fazer escolhas que a favoreçam.

Em outras palavras: não se trata das cartas que você recebeu, mas da sua maneira de jogar.

Do que você tem medo? De se divertir? De viver sem estresse?

Você já teve a oportunidade de observar, num aeroporto, como as pessoas reagem quando se anuncia que o voo sairá com 40 minutos de atraso? Parece até que o filho bateu com o carro, que a empresa foi para o buraco, que começou a Terceira Guerra Mundial – tudo ao mesmo tempo! Angústia. Frustração. Indignação.

Por que isso é tão importante? Qual o sentido de ficar irritado?

Ligue para o seu destino e diga o que está acontecendo. Compre um livro, uma revista, sente-se, relaxe e espere (lendo algo interessante) o avião ficar pronto ou a tempestade cessar.

Leveza, por favor. Experimente rir. É impossível ficar irritado, aborrecido ou estressado quando se está rindo.

Divertir-se, assim como ser feliz, é uma decisão cotidiana. Se você não está feliz, se você não se diverte, mude de atitude! Como já falei no Capítulo 5, "atitude" é a palavra mais importante do dicionário. Ela pode mudar a sua vida!

A melhor coisa da atitude positiva é que nós, criaturas positivas, somos minoria absoluta – o que significa espaço de sobra para se posicionar e manobrar. Do nosso lado, a pista está sempre livre. Imagine se todos vissem, na nuvem escura, um raio de esperança? Imagine se todos vissem, na adversidade, uma grande oportunidade? Ia ficar todo mundo batendo cabeça.

Sendo as coisas como são, sobra espaço para você abrir as asas. Experimente – a sensação de liberdade é incrível. Sorria e passe para o lado da felicidade.

E os momentos ruins? Eles também têm um lado bom. Vencedores autênticos raramente se forjam nadando em águas plácidas. Sucessos nascidos da abundância costumam ser fugazes – vêm hoje, vão amanhã. Lembre-se: as pressões que se abatem sobre a maioria das pessoas são substancialmente as mesmas. Responder positiva ou negativamente é escolha sua.

Você quer viver sob um céu parcialmente nublado ou sob um céu parcialmente limpo e ensolarado? Essas expressões têm significado equivalente, concorda? Então, por que enxergar as nuvens e não o céu azul?

Quando foi a última vez que você abraçou um ente querido? Que sorriu? Que elogiou um colega por um trabalho bem-feito? Que fez algo de bom para um semelhante?

Quando foi a última vez que você e seu parceiro(a) riram juntos? No jantar? No cinema? Aposto que os últimos filmes a que vocês assistiram eram dramas passionais ou intrigas policiais. Que tal sair para assistir a uma comédia?

O riso e o sexo são os melhores remédios para combater o estresse. Qual deles é o mais eficaz ninguém sabe; o que se sabe é que riso e sexo juntos são um sinal inequívoco de que se está envelhecendo!

Há muitas coisas que você pode fazer para encontrar o lado radiante da vida. Que tal experimentar estas: rir, sorrir, compartilhar, amar?

Fazer Amigos/Amizades

O que é melhor: um monte de dinheiro ou um monte de amigos? Resposta: um monte de dinheiro – com ele, a primeira coisa a se fazer é alugar alguns amigos. Eu adoro essa piada. Ela destaca o verdadeiro valor da amizade.

Como já observei, a cultura okinawense depende de seus sistemas de suporte social. O modo de vida okinawense gravita ao redor das relações interpessoais.

"Mas eu tenho amigos, doutor", você dirá. "Muitos amigos." Não duvido, mas você nutre *amizade* por seus amigos?

Quando foi a última vez que saiu com um amigo? Quando foi a última vez que procurou um amigo para lhe pedir uma opinião, um conselho?

Não é necessário ter um monte de amigos, e sim cultivar amizades salutares. As tóxicas... esqueça. Uma das coisas mais complicadas da vida é o convívio com pessoas que exalam negatividade. Repito: em que tipo de amizade você quer se concentrar?

Fé

Uma vida plena requer conexão com alguma entidade superior e a crença inerente na existência do bem. A espiritualidade faz parte da vida e do amor.

"Sensacional, doutor, mas o que é, afinal, esse negócio de espiritualidade?" Em poucas palavras, espiritualidade é a crença em algo maior do que você. É a razão de existirmos.

Preste bastante atenção: eu não estou falando de religião. Estou falando de algo muito menos estruturado – um componente inseparável da vida do povo mais saudável e longevo do planeta.

Precisamos aprender com ele. Baseados na crença de que a bondade está em todo ser humano, seus membros compartilham suas vidas entre si e dão apoio integral aos amigos e familiares. Em Okinawa, a medida da bondade de um indivíduo é a qualidade de seus relacionamentos e a sua atenção para com os outros.

E como a nossa cultura ocidental mede o sucesso? Em termos de ganhos e perdas! No mundo dos negócios, a maioria das pessoas só sabe pensar na base do "eu ganho, você perde". É assim que se ganha dinheiro. Infelizmente, sucesso no mundo ocidental é uma questão de cifras: quanto, quantos e o quanto antes. Ah, e quanto mais, melhor!

A espiritualidade não é uma questão de cifras. A espiritualidade não é um negócio. Quando muito, é um negócio onde ninguém perde nada e todos saem ganhando.

Pessoas espiritualizadas são pessoas felizes e satisfeitas. São pessoas bondosas, que sempre pensam nos outros. São pessoas que sabem dar, que sabem se doar.

Para AMAR, RIR e COMER até os 100, tenha sempre em mente essas quatro palavrinhas mágicas: família, felicidade, amizade e fé.

E não deixe de acrescentar ao seu glossário básico de vida saudável as palavras-chave aprendidas com as culturas mais saudáveis e longevas do planeta: verduras, legumes, frutas, fibras, peixes, atividade física. Se lhe soam familiares, é porque completam à perfeição os elementos do protocolo ACE.

A magia do protocolo ACE reside, também, na combinação de seus três componentes: Atividade Física, Controle Mental, Educação Alimentar. Eles são inseparáveis. Seu sucesso depende de seu corpo, sua mente e sua boca.

Sua vida é uma experiência corporal integral. É sua mente. É seu corpo (sua forma física). É seu espírito. É também seu trabalho e sua família. E seu lazer. E sua comunidade.

O caminho para uma vida feliz, saudável, próspera e sábia começa em *você mesmo*.

Você quer AMAR, RIR e COMER até os 100? A escolha é sua. Que tipo de vida você quer viver? Durante quanto tempo você quer ser saudável?

Apêndice

Não Está na Hora de Trocar o Óleo?

Óleo de cozinha é muito importante. Pense nele como lubrificante e, em casos especiais, como intensificador do sabor.

Usados com parcimônia, óleos são até saudáveis!

A maioria das pessoas vê a *gordura* como inimiga. Porém, uma rápida viagem pelas várias culturas alimentares do mundo mostra que as gorduras saturadas não são tão boas, que as poli-insaturadas são razoáveis, que as monoinsaturadas são boas e que as trans são um desastre total!

Gorduras animais são gorduras saturadas, de modo que menos é melhor do que mais. Algumas gorduras e óleos vegetais são basicamente saturados – óleo de coco, azeite de dendê, manteiga de cacau – embora, dos três, o cacau e o chocolate (amargo, principalmente) sejam aceitáveis em pequenas quantidades. Eu disse *pequenas quantidades*.

Gorduras animais são geralmente sólidas à temperatura ambiente, de modo que uma boa regra básica é: quanto mais dura estiver a gordura em seu prato, mais dura ela ficará em suas artérias!

A maioria dos óleos vegetais e de peixe são gorduras poli-insaturadas, líquidas à temperatura ambiente. Não grudam em suas artérias e tecidos; circulam por eles.

Alguns óleos são ricos em ômega-3 e ômega-6, mas o seu nível de consumo se tornou muito desequilibrado ultimamente. Precisamos de mais ômega-3 e menos ômega-6. Portanto, precisamos de mais óleo de peixe e azeite de oliva. Óleo de linhaça faz bem também.

Os melhores exemplos de alimentos que contêm uma quantidade decente de gorduras monoinsaturadas – rotineiramente referidas como gorduras mediterrâneas – são a azeitona, o azeite de oliva, o abacate, o óleo de amêndoa e o óleo de canola.

Aqui vai uma tabela com vários tipos de óleo em ordem decrescente de conteúdo de gordura monoinsaturada (boa).

Tipo de Óleo/Gordura	Percentual (aproximado) de Gordura		
	Saturada	Poli-insaturada	Monoinsaturada
Azeite de oliva	14	12	74
Óleo de amêndoa	8	19	73
Óleo de canola	7	35	58
Óleo de amendoim	18	33	47
Óleo de arroz	20	33	47
Margarina	17	37	46
Óleo de gergelim	15	43	42
Azeite de dendê	52	10	38
Manteiga de cacau	63	3	34
Manteiga	66	4	30
Óleo de germe de trigo	20	50	30
Creme chantilly	69	3	28
Óleo de milho	13	62	25
Óleo de soja	15	61	24
Óleo de girassol	11	69	20
Óleo de nozes	14	67	19
Óleo de linhaça	9	72	19
Óleo de cártamo	9	78	13
Óleo de coco	92	2	6

Dê preferência – com a devida parcimônia – aos óleos abaixo classificados como "adequados", que contêm poucas gorduras saturadas e trans. Alguns deles, como o azeite de oliva, têm altas concentrações de gorduras monoinsaturadas. Para fritar, escolha os óleos de milho, de cártamo, de girassol, de soja ou de canola, que têm ponto de fumaça mais elevado. Não frite com azeite de oliva, porque o seu ponto de fumaça é baixo – aproximadamente 180 graus.

Óleos Adequados para Cozinhar	Óleos Inadequados para Cozinhar
Azeite de oliva	Gordura vegetal hidrogenada
Óleo de canola	Margarina
Óleo de cártamo	Manteiga
Margarina (não hidrogenada)	Azeite de dendê
Óleo de milho	Óleo de palmiste
Óleo de amendoim	Óleo de coco

Lembre-se: uma colher de sopa de qualquer óleo contém cerca de 120 calorias. (Para obter essa mesma quantidade de calorias, prefira duas maçãs.) A primeira regra dos óleos de cozinha é usar a menor quantidade possível. Óleo é gordura, e gordura demais contribui para a obesidade.

Utilize uma frigideira antiaderente para fritar carnes, adicionando uma colher de sopa de óleo para o equivalente a uma refeição para quatro pessoas. Se você tem doença cardíaca, ou alto risco de, o azeite de oliva e o óleo de canola são as melhores opções.

Para acentuar o sabor, escolha óleos mais fortes, como os de gergelim, amendoim e nozes. Evite usá-los para cozinhar, porque eles queimam rapidamente; use-os para temperar saladas. Óleos de amendoim e nozes também dão um suave sabor oleaginoso ao tempero da salada quando misturados com vinagre balsâmico e outros vinagres aromáticos.

Embora ricos em gorduras poli-insaturadas, os óleos de milho, cártamo e girassol devem ser usados com parcimônia.

Aumente sua ingestão de ácidos graxos ômega-3 optando pelos óleos de nozes e de linhaça. Os ácidos graxos ômega-3 são também encontrados em peixes gordos, como o salmão, a truta e a cavala, e são importantes para a conservação da saúde cardíaca e vascular. Não use óleo de linhaça para cozinhar.

Se você busca um óleo de cozinha para fritar, escolha um que não queime rapidamente. Óleo de milho, cártamo e soja são ótimas opções. Lembre-se: as frituras absorvem uma grande quantidade do óleo em que são feitas, razão pela qual são ricas em calorias e gorduras.

Vejamos, agora, mais de perto, o azeite de oliva.

Bons azeites de oliva são muito valorizados – não apenas por seus benefícios à saúde, mas também por seu maravilhoso aroma. O melhor azeite é uma mistura de óleo de uma mescla de azeitonas vermelhas semimaduras (nem verdes nem totalmente maduras) e uma pequena proporção de azeite de azeitonas verdes de diferentes variedades. A extração a frio (prensado a frio), processamento livre de agentes químicos, produz azeites de melhor qualidade, com acidez naturalmente baixa. Apreciadores devem verificar, nos rótulos, a classe, o nível de acidez e o país de origem. O nível de acidez é um fator importante na escolha dos melhores azeites de oliva, ao lado da cor, do sabor e do aroma.

Azeite de Oliva Extravirgem: Prensado a frio, produto da primeira prensagem das azeitonas com 1% de acidez. O azeite de oliva extravirgem é considerado o melhor – mais frutado e mais caro. Sua coloração varia entre o champanhe cristalino, o ouro-esverdeado e o verde berrante. Em geral, quanto mais intensa a coloração, mais intenso o sabor da azeitona.

Azeite de Oliva Virgem: Também produto da primeira prensagem, mas com um nível de acidez ligeiramente mais elevado, entre 1% e 3%.

Azeite de Oliva Fino: Mescla de azeite de oliva extravirgem e virgem.

Azeite de Oliva Leve: Contém a mesma quantidade de gorduras monoinsaturadas benéficas que o azeite de oliva comum, mas, devido ao processo de refino, tem cor mais clara e quase nenhum sabor, o que faz dele uma boa opção para assar e outras finalidades em que o sabor intenso não é desejável. O azeite de oliva leve tem, também, ponto de fumaça mais elevado, o que faz dele um excelente candidato para cozimento em altas temperaturas.

Armazenamento do Azeite de Oliva: Guarde o azeite de oliva em lugar fresco e escuro por até seis meses, ou na geladeira por até um ano. Confira no rótulo a data do engarrafamento. O azeite de oliva não melhora com o tempo, como os vinhos finos, e é melhor quando usado nos primeiros seis meses após a prensagem. Refrigerado, ou muito frio, o azeite de oliva fica turvo, mas recupera a transparência quando colocado em temperatura ambiente. Certifique-se de que a garrafa esteja hermeticamente fechada. Utilize azeites de oliva de melhor qualidade para obter mais sabor, e outras variedades para usos em altas temperaturas.

Benefícios do Azeite de Oliva para a Saúde: O azeite de oliva é um item básico da dieta mediterrânea. Embora cerca de 40% do seu total de calorias diárias provenham de gordura, italianos de meia--idade não sofrem de doenças cardiovasculares, salvo quando influenciados por hábitos alimentares ocidentais. O azeite de oliva é, também, uma ótima fonte de antioxidantes. A ingestão de peixe algumas vezes por semana também aumenta os níveis de ácido graxo ômega-3. A ingestão parcimoniosa de carne vermelha também é positiva. As gorduras encontradas no azeite de oliva são mais eficientemente digeridas e metabolizadas do que as outras.

Azeitonas são usadas como aperitivos há milhares de anos. As verdes são, às vezes, recheadas, ao passo que as pretas são banhadas em óleo. Azeitonas de diferentes cores são usadas em inúmeros pratos mediterrâneos para lhes dar sabor especial.

Esta é mais uma lição que podemos aprender com nossos vizinhos num ambiente multicultural.

Agradecimentos

Para pôr em palavras ideias que pudessem ajudar as pessoas a viver melhor, precisei da inspiração de várias delas. Devo-lhes – e continuarei devendo – meus sinceros agradecimentos, classificados em duas categorias: heróis e grandes colaboradores.

Meus heróis são três:

- ★ Sue, minha esposa e melhor amiga, a pessoa mais incrível que existe no mundo.
- ★ Jack Nicklaus, que, atuando sob pressão nos campos dos esportes e da vida, provou que amadurecimento e envelhecimento não impedem ninguém de ser um campeão.
- ★ George Burns, que me mostrou como rir e amar sem parcimônia até os 100.

Meus grandes colaboradores são:

- ★ O povo okinawense, o mais saudável e longevo do planeta.
- ★ As inúmeras pessoas que, seguindo com sucesso os seus e os meus princípios, se sentiram mais jovens por mais tempo.
- ★ Nossos cinco filhos fabulosos (e seus respectivos filhos), que sabem rir como a mãe deles.
- ★ Os maravilhosos funcionários da PBS, especialmente Bob Marty, criativo pensador lateral, e seu irmão Bill.
- ★ Miles Doyle, que tornou possível a materialização deste livro, e todos os incríveis colaboradores da HarperOne, dentre eles Gideon Weil, Suzanne Quist, Melinda Mullin, Amy VanLangen, Claudia Boutote e Mark Tauber.

E obrigado a você, leitor. Espero poder ajudá-lo a AMAR, RIR e COMER, cada vez mais intensamente, até os 100!